Débrancher la machine à pensées

Se reconnecter au corps pour chasser les idées toxiques

Groupe Eyrolles
61, bd Saint-Germain
75240 Paris Cedex 05

www.editions-eyrolles.com

Avec la collaboration d'Anne Bazaugour

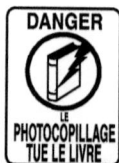

Denis Faïck

Débrancher la machine à pensées

Se reconnecter au corps
pour chasser les idées toxiques

EYROLLES

Sommaire

> « J'ai un mot à dire à ceux qui méprisent le corps. Je ne leur demande
> pas de changer d'avis ni de doctrine, mais de se défaire
> de leur propre corps ; ce qui les rendra muets. »
>
> Nietzsche, *Ainsi parlait Zarathoustra*

Le voyage

Ce livre vous invite à un petit ou grand voyage dans le corps. Et en même temps dans nos pensées. Un voyage en nous, une exploration de ce que nous sommes. Non pas une visite anatomique, médicale ou universitaire, mais un retour sur soi pour sentir, dans le vécu intime, l'existence du corps dans sa plus grande simplicité.

Vous avez ouvert ce livre. Alors peut-être avez-vous été attiré par les termes « machine à pensées » et « corps ». Ces mots ont pour vous une importance : le mental vous questionne, vous pose un problème ; le corps vous interpelle parce que vous souhaitez avoir une relation différente avec lui.

Sans doute avez-vous pris conscience que vos pensées ne vous laissent pas une seconde de répit et que votre corps, délaissé, commence à vous lancer des signes trop forts. Signes d'alerte. Vous souhaitez poser un autre regard sur vous.

Mais comment peut-on délaisser son corps ? Il est omniprésent. Comment serait-il possible d'oublier ce compagnon quotidien qui exprime ce que nous sommes : rire, joie, plaisir, frissons, douleurs et courbatures ? Pourtant, nous négligeons notre corps parce qu'une autre partie a pris le dessus, celle qu'on appelle le *mental*.

Le mieux sans doute est de se poser la question. Que vivons-nous réellement de notre corps ? Quelle relation avons-nous avec lui au quotidien ? Sommes-nous pleinement conscients de nous-mêmes ? Puis, inversement, quelle part prend le mental dans notre vie ?

Je vous propose une traversée exploratrice du corps, non dans le monde du savoir, mais dans celui des sensations. Et ce corps, objet du voyage, n'est ni le corps-esthétique, ni le corps-performance, mais le corps, juste le corps, le corps juste.

Traversée du corps et, dans ce lien intime qu'ils entretiennent, traversée du mental et de son défilé incessant de pensées, qu'elles soient toxiques ou « simplement » pénibles, afin de contenir, de maîtriser cette tête qui nous emporte trop souvent dans un tourbillon incontrôlable.

Le mental, le corps et le quotidien

Nous le verrons, le mental et le corps ont un lien intime. L'un agit immédiatement sur l'autre. Quand le premier s'affole, quand des pensées en grand nombre l'assaillent, alors le corps réagit. Quand le second souffre, le mental en subit les conséquences : tristesse, mal-être. Le voyage proposé ici est, si l'on peut dire, de libérer ces deux compagnons dans la vie quotidienne.

Le quotidien, voilà sans doute le centre de notre vie. La vie de tous les jours. Quelle que soit votre pratique, sophrologie, yoga, tai-chi, qi gong, relaxation, activité sportive, etc., ça ne dure qu'un temps. Une heure, deux heures par jour ou par semaine. Or la question qui me semble fondamentale est : qu'en reste-t-il dans la vie quotidienne ?

C'est la raison pour laquelle, pour souligner l'essentiel, je dis parfois à mes élèves[1] : la relaxation chez soi, au calme, ou sur un tapis de yoga, ou allongé sur la plage, c'est bien. C'est parfait. Mais la relaxation dans la salle d'attente du dentiste, c'est encore mieux. Le calme mental, la pleine conscience du corps dans un bouchon, c'est toucher une autre dimension. Car si apprendre à respirer, à se relaxer, à maîtriser son mental nous permet de pratiquer dans les moments difficiles, alors là nous sommes entrés dans un monde intéressant.

Transporter avec soi les effets des pratiques dans la vie active, professionnelle, familiale, ou autre, voilà sans doute pour moi le plus important. C'est l'une des raisons pour lesquelles je considère que l'essentiel, dans la pratique du yoga – mais c'est la même chose pour toutes les pratiques –, commence quand le cours est terminé.

Ce qui est proposé dans ce livre est accessible à tous, dans la quotidienneté, afin de « retrouver » son corps et de dépasser les affres du mental.

___
1. J'enseigne le yoga et la méditation.

Itinéraire du voyage

Je vous propose tout d'abord un petit mot sur le corps, la place que nous lui accordons dans notre culture, la relation que nous entretenons avec lui et ainsi avec notre mental. Nous devons retourner à l'essentiel et faire la paix avec notre corps, que nous avons tendance à maltraiter.

Puis vient, chemin faisant, la « machine à pensées », avec les ruminations qui nous envahissent. Quand le mental est agité, quand on affirme que l'on pense trop, il convient quand même de préciser ce que l'on entend par mental, par pensée, par activité cérébrale en général. Cela nous permettra de mieux comprendre ce qu'il se passe et donc d'agir plus précisément.

Nous verrons le lien fondamental qui unit le mental et le corps. Vous découvrirez que le mental influence les réactions physiologiques et, en retour, le corps, la respiration, la pleine conscience de la posture influent sur la stabilité mentale. Ainsi, nous pouvons combattre ce stress permanent et négatif qui nous empoisonne.

Tout au long du livre, nous explorerons ce que j'appelle les ECCAP, *Exercices de Conscience Corporelle Approfondie*. Il s'agit d'un ensemble d'exercices qui permettent d'avoir une autre relation au corps, différente de la relation habituelle, une relation plus intime, plus intense, plus « vivante » et ainsi une nouvelle relation avec le mental. Non seulement cette conscience du corps permet de vivre une expérience différente, mais elle aide, en même temps, à prendre conscience du flux de pensées incontrôlées qui nous assaillent, et de les tempérer, de les calmer, de les faire cesser.

Ces exercices permettent de mettre en place :

- un apaisement du mental,
- une maîtrise de soi,
- une confiance en soi,
- une maîtrise de ses émotions,
- une pleine conscience du corps,
- une maîtrise de ses mouvements,
- une maîtrise de la respiration,
- la sensation d'être au monde de manière plus stable, une présence au monde.

Je vous propose ensuite de traverser ensemble des situations difficiles de la vie, des situations de crise, celles qui provoquent des tensions, du stress négatif, une activité mentale intense. J'associe en même temps un ou plusieurs exercices relatifs au corps afin de reprendre les choses en main.

Aux côtés de ces situations d'urgence, j'évoque enfin les difficultés que l'on peut rencontrer au jour le jour et je vous donne quelques clés pour les surmonter. Ce qui m'intéresse, ici, est la relation directe entre le quotidien et le corps, la vie de tous les jours et les exercices corporels efficaces qui permettent de prendre le dessus sur le mental toxique.

Il s'agit en définitive de tendre vers un mieux-être en général en « retrouvant » son corps et ses capacités naturelles.

Tous les exercices de conscience appliqués dans des situations urgentes, pour des problèmes spécifiques, font partie de cet ensemble. Or il n'est pas besoin de vivre un ou plusieurs événements pénibles pour pratiquer. Cela peut se faire dans tous les moments de la vie ; c'est même fortement recommandé pour atteindre un apaisement durable des idées toxiques.

Les ECCAP et la méditation

Les Exercices de Conscience Corporelle Approfondie ne doivent pas être vus comme de simples exercices physiques. Bien au contraire. Il s'agit de méditation sur le corps, ce qui n'est pas du tout la même chose.

Vous connaissez peut-être la méditation en pleine conscience, devenue célèbre grâce à des personnalités comme John Kabat-Zinn aux États-Unis et Christophe André en France. Les ECCAP sont *une méditation en pleine conscience du corps.*

J'ai donné différentes définitions de la méditation dans mon précédent livre[1]. Je dirais qu'il s'agit de mettre en place, au quotidien, un état dans lequel le mental fusionne avec le corps. La dualité corps et mental disparaît pour laisser place à une union fondamentale. Dans cette union, l'activité cérébrale automatique cesse, l'agitation disparaît. Il reste une paix intérieure dans la fusion corps-esprit. Non le corps idéalisé, non le corps rêvé, mais le corps tel qu'il est senti, purement senti, dans l'instant présent.

---

1. Le livre s'intitule : *Ne cherche pas et tu trouveras. L'art de vivre inspiré du zen, du tao et du yoga*, Paris, Eyrolles, 2013.

Technique ou conscience ?

Au lieu de parler de technique, nous utiliserons les mots « exercices de conscience ». La technique, en effet, souligne l'idée d'une séparation entre le mental et le corps. Il est possible d'appliquer une technique et, une fois l'habitude installée, on peut continuer en pensant à autre chose, en n'étant plus conscient du mouvement. Le corps peut alors effectuer une action pendant que la pensée s'affaire à autre chose.

Parfois nous conduisons en écoutant la radio et, tellement habitués à la technique de conduite et au chemin pris, nous n'avons plus conscience de l'acte. Nous sommes absorbés par l'émission radiophonique. Nous conduisons mécaniquement. Puis nous reprenons conscience de notre mouvement, étonnés d'avoir parcouru autant de chemin sans vraiment s'en être rendu compte.

Parfois, dans des salles de fitness, nous voyons des sportifs pédaler sur un vélo et, en même temps, ils lisent, regardent un écran, envoient un message avec leur portable ou discutent avec quelqu'un. Ici aussi, comme dans le premier cas, le corps et l'esprit, dans le sens large du terme (l'intelligence, la parole, la pensée), sont séparés.

Nous sommes alors emportés par des mouvements automatiques, à savoir qu'ils se font d'eux-mêmes, spontanément. Nous n'en avons alors pas conscience. Ils se placent, s'effectuent, se réalisent pendant que notre pensée est ailleurs. Nous avons bien ici une division, une séparation entre le mouvement du corps et celui de notre mental.

Concentrés sur notre travail, appliquant une technique, une manière de procéder, nous n'avons plus réellement conscience de notre corps

7

pendant la journée qui s'écoule. La séparation est effective. Les mouvements sont faits sans que nous soyons vraiment présents au corps.

Le mot *conscience*, contrairement à celui de *technique*, permet, me semble-t-il, de mieux traduire le sens : sentir pleinement son corps. Le mental, au lieu de s'occuper à mille images ou pensées, s'investit dans cette présence au corps. On évite ainsi la division précédente. Dans la pleine conscience les deux sont intrinsèquement liés.

Ce qui est proposé alors est de prendre conscience du corps dans le mouvement, quoi que nous fassions.

Ce que le livre propose

Ce livre vous propose un rendez-vous avec vous-même. Il offre un ensemble d'exercices corporels afin de :

- chasser les idées toxiques ;
- freiner et arrêter les pensées incontrôlées ;
- se reconnecter au corps ;
- vivre plus en harmonie avec soi.

La pratique : rapide et efficace

Je vous propose des pratiques rapides et efficaces, à faire en quelques instants, à tout moment de la journée.

Elles vous permettront de mieux vous gérer, de reprendre le contrôle en cas de problème, de vous centrer et d'avoir plus d'énergie.

Tous les exercices peuvent se faire en 5 minutes (parfois moins), ou durer aussi longtemps que vous le souhaitez. C'est vous qui voyez selon vos possibilités.

Ils sont conçus pour être pratiqués dans toutes les circonstances, assis, allongé et parfois debout.

Un seul exercice peut suffire

Vous n'êtes pas obligé de réaliser tous les exercices. Je vous propose, à chaque situation, un exercice particulier. Mais vous pouvez tout à fait en choisir un, qui vous correspond bien, avec lequel vous êtes plus à l'aise et expérimenter ensuite les autres (retrouvez la liste des exercices page 185).

Vous pratiquez ainsi un exercice, à n'importe quel moment de la journée, celui que vous souhaitez.

Parfois même, prendre deux ou trois grandes inspirations et expirations qui s'étendent sur 30 secondes a des effets sensibles.

Agir immédiatement sur le mental et la santé

Non seulement nous proposons ici de débrancher la machine à pensées, mais en même temps les exercices corporels ont une influence sur la santé générale, notamment les pratiques respiratoires.

Vous pouvez commencer tout de suite

Aucune connaissance, aucun savoir-faire n'est requis. Tout le monde peut s'exercer dès maintenant.

Ensuite, vous pouvez pratiquer au rythme de vos possibilités. Plus la pratique sera régulière, plus les effets seront sentis.

Vous pouvez d'ores et déjà consulter la table des exercices page 185.

Retourner à l'essentiel

« Les non-méditants pensent souvent que la méditation est
une pratique seulement psychique. Quelle erreur !
C'est en réalité une pratique éminemment corporelle[1]. »

Christophe André

Le mental-corps

Il y a un lien indéniable entre le mental et le corps. On le constate par exemple dans les troubles psychosomatiques ou encore avec l'effet placebo. L'état psychologique de la personne influe alors sur son état physique. Il existe aussi l'effet nocebo. C'est le contraire du premier. Au lieu de déclencher des conséquences positives, il entraîne des effets négatifs. Quand on est persuadé, profondément, qu'une situation est nocive, on peut en ressentir des malaises, des

---

1. C. André, *Je médite jour après jour*, Paris, L'Iconoclaste, 2015, p. 50.

troubles, des douleurs, alors qu'elle est inoffensive. Dans les deux cas, le mental influence considérablement le corps.

Mais on pourrait aussi parler de relation inverse, celle du corps au mental. Il est possible alors d'évoquer une santé ou des troubles *somatopsychologiques*. Santé dans le sens très large du terme, définie ainsi comme bien-être, mieux-être en général.

Le corps et le mental sont essentiellement liés. Les scientifiques ont découvert il y a peu de temps que notre ventre abrite tout un système nerveux. On l'appelle d'ailleurs le « deuxième cerveau ». L'intestin est composé de deux cents millions de neurones. Ce cerveau se développe chez le fœtus avant le cerveau crânien qui a besoin des fonctions digestives pour se développer.

Les deux cerveaux de notre corps sont en communication l'un avec l'autre. Il y a un lien entre le système nerveux central et le système nerveux du ventre appelé système nerveux entérique. Les recherches montrent un lien entre certaines maladies, notamment neuro-dégénératives, et ce deuxième cerveau, et peut-être aussi avec l'humeur, à savoir notre état mental.

Si le mental influence le corps, le corps, en retour, influence le mental. Des disciplines telles que la relaxation, la méditation, la respiration, le tai-chi, le yoga ont un impact sur le mental. Lisons Antonio Damasio :

« On se représente généralement le corps et le cerveau comme des entités séparées (…). L'idée que la totalité de l'organisme, et non pas le corps seul ou le cerveau seul, interagit avec l'environnement est souvent écartée (…). Cependant, lorsque nous voyons, entendons, touchons, goûtons ou sentons,

le corps proprement dit et le cerveau participent tous deux à l'interaction avec l'environnement[1]. »

Nous connaissons tous l'effet placebo. Le patient absorbe un faux médicament et l'effet attendu se produit. Je l'ai expérimenté une fois sur l'une de mes filles. Elle avait depuis quelques temps du mal à dormir en raison de tensions nerveuses. Le médecin lui avait prescrit un petit cachet pour l'apaiser afin que le sommeil vienne. Elle me l'a demandé avant de se coucher. Je lui ai donné un petit bonbon qui ressemblait au médicament. Résultat, elle a passé une longue et heureuse nuit, persuadée que c'était grâce à ce cachet.

L'effet placebo peut :

« *Influencer la pression sanguine, diminuer les œdèmes, réduire l'acidité gastrique, baisser le taux de cholestérol, modifier le nombre de globules rouges et de globules blancs, et même améliorer l'activité cardiaque enregistrée par électrocardiogramme*[2]. »

Si l'on a confiance en son thérapeute, si l'on croit à la valeur de la médication, les effets se font sentir. Pensons aussi, inversement, au pouvoir de nuisance du mental : l'effet « blouse blanche » est célèbre. La simple vue du médecin augmente la pression artérielle.

La parole est fondamentale pour se sentir bien ou mal. Un mot, le sourire d'un autre, et on se sent beaucoup mieux qu'après l'énervement qui suit une agression verbale ou gestuelle. Notre corps

---

1. A.R. Damasio, *L'Erreur de Descartes*, Paris, Odile Jacob, Poches, pp. 302-303. Il est professeur de neurologie, neurosciences et psychologie.
2. Dr Thierry Janssen, *La Solution intérieure*, Paris, Fayard, Pocket, 2006, pp. 38-39.

réagit très vite. J'ai expérimenté cela avec le neurologue que je consultais il y a des années pour des problèmes de migraine. Je commençais à les maîtriser et à les espacer grâce au yoga. Je lui ai annoncé cela en étant heureux. Sa réponse fut immédiate. Il a dit à peu près : « *Il est possible que cela ne dure pas.* » J'ai trouvé sa remarque stupide. C'est en effet un excellent moyen de décourager les gens et de les faire « rechuter » dans leur problème. Je fus troublé et mon moral a baissé d'un coup en entraînant l'énergie du corps avec lui. Heureusement je n'ai pas été tiré vers le bas trop longtemps et j'ai vite repris le dessus.

Dans mes cours de yoga, j'ai pu constater le lien indéfectible entre le corps et l'esprit. Les postures de yoga (âsana) ne sont en rien simplement physiques. Notre corps est le siège de tensions émotionnelles. Notre histoire personnelle s'est gravée dans notre dos, notre ventre, notre nuque, etc. Il arrive parfois qu'une émotion surgisse brutalement dans une posture qui vient juste d'être mise en place. Les larmes montent. Je me souviens de cette élève qui prenait son premier cours. Dès la posture placée, instantanément elle se mit à pleurer. Il y a de quoi être surpris, d'autant que le yoga a la réputation de détendre et d'épanouir. Or, ici, ce sont des larmes qui surgissent. Oui. Mais quelque chose d'important fait signe : le lien mental-corps s'affirme, et la personne a maintenant conscience des zones du corps qui sont intimement connectées aux émotions, à notre vie en général.

Malheureusement, l'une des personnes à qui cela est arrivé a cessé le yoga. Elle a eu profondément peur. Or son corps s'est exprimé, certes avec brusquerie, mais la pratique libère, informe, nous « parle ».

Je crois ici que le corps s'est souvenu de quelque chose propre à la personne. La posture fait surgir un vécu. Les techniques respiratoires ont aussi parfois le même effet.

Lisons encore A.R. Damasio sur la relation intime entre le corps et le mental :

« *Pour que l'état biologique définissant votre moi se réalise, il faut que de nombreux systèmes cérébraux soient en plein fonctionnement, de même que de nombreux systèmes siégeant dans le corps proprement dit.* »

Il est en ce sens encore plus clair quand il conclut :

« *Des messages en provenance du corps sont nécessaires pour qu'un cerveau présente finalement un état mental normal[1].* »

Écouter le corps

En écoutant le corps, on peut parvenir à libérer le mental. Je vous propose une petite expérience.

Écouter le corps

Arrêtez de lire ; fermez les yeux. Dans cette inaction immobile, sentez. Écoutez votre corps. Quels messages vous envoie-t-il ? Sans jugement, sans évaluation, sans parole. Laissez juste venir les sensations.

Observez votre souffle, sans le modifier. Peut-être sentez-vous des tensions, dans les épaules, la nuque, le dos ? Peu importe : sentez, laissez juste venir la sensation du corps sans juger. Restez présent au corps.

---

1. A.R. Damasio, *op. cit.*, pp. 306-307.

Écouter le corps, c'est aussi le laisser « exploser » si besoin. À force de contenir nos émotions, elles finissent par nous ronger de l'intérieur. Être calme à l'extérieur, c'est bien, mais être énervé de l'intérieur est nocif. Alors il est nécessaire aussi de laisser les émotions sortir : pleurer, s'il le faut, sans écouter ceux qui nous demandent de contenir nos larmes. Se mettre en colère parce que la tension doit sortir pour que l'autre comprenne qu'il a dépassé les bornes, ou éclater de rire, éclater de joie.

L'habitude d'être à l'écoute de mon corps m'a porté à poser des questions aux médecins. Non pas forcément pour moi, mais aussi pour des proches. Leur réaction globale est assez frappante (pas tous bien sûr) : pour les uns, j'étais anxieux et, pour les autres, hypocondriaque, tout simplement parce que je posais des questions précises, notamment dans les sensations que j'avais de moi-même. Je ne disais pas : « *Docteur, j'ai un cancer* » Je leur disais tout simplement : « *Y a-t-il un lien entre ceci et cela ?* », « *Peut-on considérer qu'il y a une relation entre ces deux éléments ?*, *Quand je fais tel mouvement, j'ai telle sensation.* » Il n'était nullement question d'être inquiet, mais de capacité à déceler des relations.

En visite un jour chez un ostéopathe, je lui dis que l'étirement de mes muscles psoas soulageait une douleur au genou. Sa réponse fut cinglante : « *Non, c'est impossible.* »

Ce qui perturbait ces médecins, c'est tout simplement qu'ils ne savaient que répondre. Cela est d'ailleurs parfaitement normal. La médecine ne peut avoir réponse à tout. Il suffit de l'avouer au lieu de reporter le problème sur l'autre.

Cela pour vous dire que la pleine conscience du corps vous fera découvrir ce que vous êtes, approfondir vos sensations corporelles et ainsi mentales. On se découvre soi-même.

Les exercices de conscience corporelle approfondie nous amènent progressivement à équilibrer un calme extérieur et intérieur ce qui, plus ou moins lentement, permet de vivre son émotion avec maîtrise.

Les tensions « cachées »

Comment des tensions pourraient-elles être cachées ? Comment, en effet, pourrions-nous avoir des tensions pénibles sans les sentir ? Tout simplement parce qu'il y a différents degrés dans les contractions, plusieurs intensités. Il est bien évident que les douleurs plus ou moins fortes sont senties. Les tensions dans la nuque, le dos, les épaules, l'estomac noué, etc. Tout cela ne passe pas inaperçu.

Or, il existe plusieurs tensions dont on n'a pas conscience.

| La conscience des tensions

Vous êtes en train de lire. Cessez un instant. Portez votre attention sur vos épaules. Comment sont-elles ? Laissez-les se détendre. Et votre nuque ? Fermez-les yeux, allez au-dedans. Qu'observez-vous ? Vos mâchoires ? Serrées ?

Ici il s'agit de tensions non douloureuses, mais qui s'installent à demeure. Ce dont il est question, ce sont les tensions inutiles, celles qui ne servent pas à maintenir le corps en action, ou dans sa posture. Elles sont facilement repérables. Il suffit que le mental se concentre un petit instant. Du coup, il se stabilise.

La deuxième forme de tensions concerne les petites, celles qu'on ne repère pas tout de suite. Elles requièrent une concentration plus précise.

Fermez les yeux et restez immobile. Voyageons à l'intérieur. Prenez une pleine conscience de vos jambes. Concentrez-vous. Nous partons à la recherche de petites tensions, parfois plus repérables, parfois légères, presque imperceptibles. Scrutez. Observez. Débusquez ces fines contractures. Visitez votre corps. Vous en avez repéré une ? Expirez doucement, elle se relâche, presque d'elle-même.

Ces tensions, vous l'avez remarqué, sont fines, sans douleur. Elles sont « cachées » car elles sont presque « muettes », discrètes et ainsi elles passent inaperçues. Elles sont, par contre, constantes. Elles s'incrustent dans le corps. Elles y logent.

L'harmonie entre l'énergie mentale et le corps permet de prendre conscience de ces tensions et de les détendre.

Plus vous aurez l'habitude de ce petit voyage à l'intérieur, plus la détente se fera facilement ; plus vous aurez la capacité de vous intérioriser.

Toucher le corps

La première marque d'affection, d'amour que l'on prodigue aux enfants, c'est de les prendre dans nos bras, de les embrasser, d'avoir un contact physique. L'amour passe par cette relation au corps. Des études montrent bien le développement tardif des enfants des orphelinats qui manquent de ce contact. Ce n'est sans doute pas la seule raison, mais elle y participe fondamentalement. Le corps est énergisé par ce contact, par la caresse, par le massage, par l'accolade, même par une poignée de main.

Le massage, le contact avec la peau, agit sur le système nerveux d'où résulte le relâchement musculaire et mental. Le contact physique fait du bien moralement, mais il ralentit aussi le rythme cardiaque, provoque la sécrétion de cette hormone appelée ocytocine, « hormone de l'attachement » qui réduit le stress, qui calme ; il en résulte un bien-être global de l'organisme, tant physique que psychologique. « Hormone de l'attachement » parce qu'il y a sécrétion quand il y a contact corporel, caresse, baiser, relation.

Certes, certaines personnes n'aiment pas le contact physique, mais n'est-ce pas aussi parce qu'elles redoutent l'extériorisation des émotions contenues, qu'elles ont pris l'habitude de garder en elles ? L'ocytocine qui résulte du contact permet de se relâcher et de laisser sortir des émotions :

« *C'est pour cela que les personnes pleurent quand elles sont prises dans les bras. Leur système nerveux parasympathique déclenche des larmes (…). Mais avant d'oser pleurer il leur a fallu se battre contre cette émergence de "sensibilité". Car il y a un puissant interdit à franchir*[1]. »

Connaissez-vous le mouvement *free hug* qui s'est développé il y a quelques années ? Il s'agit, pour des passants, dans la rue, de proposer une étreinte gratuite, sans autre finalité que d'étreindre affectueusement une ou un inconnu. Les personnes portent une pancarte où il est écrit *free hug*. Ce mouvement peut paraître bizarre mais il permet certainement de donner un contact physique à des personnes qui n'en ont peut-être jamais. Il est spontané, sans arrière-pensée.

1. Isabelle Filliozat, *Les Autres et moi*, Paris, JCLattès, 2009.

Enlacez les personnes que vous aimez, un *hug*, une étreinte, quelques secondes suffisent. Laissez-les aussi vous enlacer, juste un instant, sans raison particulière, juste pour la joie de sentir les êtres aimés.

La posture du corps : « l'ouverture » mentale

La posture que nous adoptons dans la vie courante influe sur notre état mental. Dans la concentration durant notre travail, nous délaissons le corps. Les tensions nombreuses au niveau des épaules viennent, entre autres, du travail sur l'ordinateur : épaules relevées, bras sous tension. Ajoutons le dos, mal positionné, l'ossature globale en souffre. Cela se grave dans la mémoire du corps qui conserve ces mauvaises habitudes. Il y a de fait un impact sur la santé, non seulement du corps, mais du mental.

Les tensions dans les épaules, le dos courbé vers l'avant, la cage thoracique fermée empêchent la respiration ample et énergisante. Or, plus on prend de l'âge, plus la respiration est essentielle puisqu'elle nourrit tout l'organisme : cellules, système immunitaire, système nerveux, rythme cardiaque, tension artérielle.

Notre posture influence aussi notre mental, notre état d'esprit. Garder le regard au sol, la tête penchée vers l'avant, le dos courbé, les épaules bloquées, la cage thoracique compressée, le visage tendu, influent, à la longue, sur le mental, sur la confiance en soi, sur la stabilité, sur l'ouverture au monde. Faites-en l'expérience. Adoptez ce genre de posture et constatez au bout d'un certain temps la répercussion sur l'état d'esprit.

Le centrage corporel

- Sans modifier votre posture, immédiatement, fermez les yeux. Ne bougez plus du tout : laissez-vous sentir. Prenez conscience du corps, de la tête aux pieds. Ne modifiez rien. C'est juste une conscience corporelle instantanée.
- Que sentez-vous ? Le dos, la nuque, le ventre, les jambes ? Il s'agit juste d'un constat. Nous verrons dans les exercices qui suivent comment s'intérioriser pour vraiment prendre conscience du corps et du mental.
- Maintenant gardez les yeux ouverts. En position debout, en douceur.
  - Laissez votre dos se redresser.
  - Tout le buste s'étend, s'agrandit en prenant une belle inspiration.
  - Le corps s'agrandit de lui-même. Inspirez amplement. La nuque se redresse, va vers le ciel, la poitrine s'ouvre, s'élargit.
  - Votre tête est droite, dans l'axe de la colonne vertébrale.
  - Le regard est droit devant, vers le monde.
- Prenez conscience de cette « nouvelle » posture. Prenez conscience des sensations à l'instant, du mental. Respirez avec le ventre, avec la poitrine et le haut du buste.
- Sentez.

Faire la paix avec son corps

Le corps et nous : entre amour et mépris

Le corps est sans doute aujourd'hui au centre de nos préoccupations. Nous vivons dans un environnement qui nous porte à prendre soin de lui. Des campagnes antitabac alertent contre les dangers de la cigarette. Des dépistages de maladies au-delà de cinquante ans sont mis en place. Il est demandé de manger plusieurs fruits et légumes par jour. L'exercice physique, autrement dit le sport, est non seulement à l'honneur dans les médias, mais aussi dans la vie quotidienne de chacune et de chacun d'entre nous. On nous conseille de faire au moins 30 minutes d'activité physique par jour. Les livres qui parlent de notre santé, des moyens de la conserver sont souvent des succès de libraire. Nous avons ici ce que l'on pourrait appeler le corps-santé auquel fait écho le corps-esthétique.

Le corps, en effet, s'il est en bonne santé, mince et actif, doit aussi être beau, selon les critères de notre culture. Des soins de la peau jusqu'à la chirurgie esthétique, nous donnons au corps une grande importance : il incarne ce que nous sommes, ou tout au moins ce que nous croyons être. Nous bichonnons le corps pour qu'il nous plaise et pour qu'il plaise aux autres. On est aux petits soins avec lui.

Et pourtant !

On bichonne son corps comme si l'on avait affaire à une machine ? Pourquoi machine ? Notre culture garde quelque héritage des philosophies qui ont participé à l'édification de notre manière de penser. Descartes est l'un des philosophes qui peut être mis en avant à cet égard. Il sépare l'âme et le corps qui est considéré comme une mécanique : quelques rouages et boulons qui obéissent à ce principe supérieur qu'est l'âme, à ce maître qu'est la raison. Le corps n'est ici que l'instrument de notre volonté.

Ce que cette idée a laissé dans notre manière de voir les choses aujourd'hui, c'est au moins deux aspects : le corps-performance et le corps-inférieur.

Le corps-performance

C'est le corps actif, fort et endurant qui répond à ma volonté comme une voiture répond à mes ordres d'accélérer ou de freiner. C'est le corps qu'on oublie dans sa souffrance pour qu'il accomplisse un exploit. Le corps dont on masque la douleur pour qu'il réalise ce qu'on attend de lui. On rencontre beaucoup cela dans le sport, notamment dans le sport de compétition. Ici le corps n'a plus aucun rapport avec la santé dès lors qu'il n'est que le simple moyen d'accomplir un record.

Cela ne se rencontre pas seulement dans le sport. Dans le yoga, je vois parfois des pratiquants qui veulent absolument faire une posture en tirant sur leur corps, en le forçant à prendre une forme particulière. Ils sont en compétition avec eux-mêmes et avec les autres. La part de la pleine conscience des sens est très réduite. Presque tout se fait dans la force. Nous ne sommes pas, ici, à l'écoute du corps, mais c'est lui que nous poussons à nous écouter. Jusqu'au jour où il renvoie cet ascenseur qu'on appelle blessure, physique mais aussi psychologique.

Il est naturel de vouloir, dans l'activité sportive, se dépasser un peu. Oui, mais même le dépassement a une mesure, un seuil au-delà duquel il y aura problème. Or la question est là : le corps performant met le corps au centre de son intérêt mais il ne l'écoute pas ; il ne retient pas ses leçons.

Les cours d'éducation physique n'apprennent pas aux enfants à sentir leur corps, à respirer, à prendre une pleine conscience de leur sens, de leur relation au souffle, aux mouvements corporels. Ils apprennent à courir vite, à sauter haut et à gagner. Cela est très bien. Mais le reste ? On demeure, si ce n'est toujours, du moins très souvent, dans l'ordre de la performance. Or celle-ci oublie le corps dans sa globalité.

Dans les cours de yoga, je dis aux pratiquants qu'il y a une chose fondamentale dans la posture : la conscience intime, subtile et précise de la « ligne à ne pas franchir » car, au-delà, le corps souffre trop. Il convient de sentir la ligne au-dessous de laquelle rien ne se passe et au-delà de laquelle il se passe trop. Cela demande une intériorisation, une conscience de son corps, et c'est là que le lâcher-prise est vécu.

La conscience dans le sport

Je vous propose de faire une expérience du corps un peu différente. Non plus celle du sport comme activité physique faite pour se changer les idées, pour évacuer son stress, pour accomplir un record ; non celle de l'esthétique, mais celle du corps senti, profondément ; celle du corps vécu en pleine conscience ; celle du corps senti tel qu'il est, tel qu'il vit, non tel qu'on le désire. Et, par le détour du corps, nous prendrons un ascendant sur notre mental dans lequel galope un nombre infini de pensées.

Le sport est un moyen de s'équilibrer, mais il se fait trop souvent sans une réelle conscience du corps. Certes, cela peut paraître paradoxal. Mais beaucoup pratiquent une activité sportive sans sentir profondément le corps, tout simplement parce que l'attention est ailleurs que dans le mouvement à l'instant présent.

Le sport est aussi un moyen de se calmer. La tension nerveuse est à son paroxysme, la journée s'achève, on a besoin de décompresser. C'est bien, mais souvent le corps s'active trop mécaniquement, juste pour évacuer le stress. Mais le mental ? Ça bout toujours là-haut.

Il y a différentes façons de ne pas avoir conscience pleinement. L'activité physique se fait mécaniquement pendant que l'esprit est ailleurs.

• Je fais mon jogging mais je pense en même temps à mon travail, mes courses, mes vacances, mes amis, etc., ou à tout en même temps. Nous n'avons pas une sensation profonde du corps car nous sommes « ailleurs ». Le mental continue à être emporté par les pensées.

- Dans la salle de sport, je fais du vélo assis en lisant un livre ou en envoyant des SMS. Mes jambes pédalent instinctivement sans conscience de ce qui est fait. Il y a toujours une dissociation corps-esprit.
- Je cours, je fais du vélo, de la musculation, et en même temps je parle avec d'autres sportifs. Là encore je fais les mouvements sans vraiment en avoir conscience. Mon mental n'est pas dans les gestes, dans la respiration mais un peu ici et un peu ailleurs.

Nous voyons que, même engagés dans une activité physique, nous n'avons pas conscience pleinement du corps. Notre mental s'en sépare et peut continuer son activité indépendamment du corps qui exécute les gestes mécaniquement, ou quasi mécaniquement.

Changeons un peu les choses, si vous le voulez.

Courir autrement

- Vous courez. Essayez sans musique, sans parler. Réduisez un peu votre vitesse habituelle. L'important n'est pas la performance. Surtout pas. L'essentiel est de sentir.
- Prenez conscience de tout votre corps dans le mouvement.
- Ressentez le contact des pieds avec le sol.
- Ressentez votre mouvement intérieur et relâchez les tensions inutiles. Courez le plus souplement possible.
- Quand cela se met en place, portez attention à votre respiration. Sentez l'air. Les sensations dans le nez.
- Sentez que votre mouvement est libre.
- Sentez le volume corporel. Sentez l'espace autour. Les sens s'ouvrent.
- Cela peut tout aussi bien se faire en marchant.

À ce moment on ne fait plus du sport pour être en bonne santé, ou pour évacuer des tensions, ou pour accomplir une performance. Tout cela est très bien et mérite d'être fait. Mais dans ce qui est proposé, c'est *vivre son corps dans le mouvement* qui est privilégié, et rien d'autre. Sentir.

Le mental et le corps s'unissent. Le flux des pensées et la dissociation esprit-corps disparaissent pour laisser place à l'unité.

Cela vaut pour tous les sports.

Le corps-inférieur

À côté du corps-performance, une autre manière de dévaloriser le corps aujourd'hui est ce que j'appelle le corps-inférieur. Que veut dire ici inférieur ? Le corps est hiérarchiquement en dessous de l'intelligence dans notre culture. Il est secondaire, si l'on peut dire. La prééminence est accordée au travail intellectuel. Il suffit de considérer la manière dont on évalue le travail manuel face à l'activité intellectuelle pour s'en rendre compte.

Je ne souhaite pas porter un jugement de valeur sur cette attitude, mais juste souligner que le corps n'a pas la même valeur que nos « neurones ». Après Descartes on peut évoquer Platon, philosophe grec, lointain dans le temps, mais pas dans la manière de penser. Il nous a laissé un héritage. En effet, l'idée que le corps est le centre des pulsions, des instincts, des désirs perturbateurs qui font obstacle à l'expression de l'âme, disons de la raison, est bien présente aujourd'hui. Le corps est ici narcissique, immoral, fait de plaisirs furtifs. Une partie de la morale chrétienne a retenu cette idée d'un corps qui nous traîne vers la part sombre de l'humanité qui doit s'élever spirituellement.

On a longtemps appris, et on le fait sans doute encore, à contenir nos émotions, à ne pas les exprimer, à ne pas les montrer aux autres. Pour cela il faut tenir le corps « en laisse », l'enchaîner afin qu'il garde en lui le cri, les larmes, l'abattement, les rires et les manifestations physiques d'une joie trop voyante. Le corps est spontané, franc, direct. Nous apprenons à le maintenir dans des limites. Cela n'est pas répréhensible. Toute culture est une maîtrise sur la nature. Je dis cela pour montrer le rapport que nous entretenons avec le corps, qui est fait de liens et de distance à la fois. Alors on s'occupe du corps, mais comme un moyen, un objet, un « véhicule » que l'on pousse, que l'on vrille pour réaliser des fins morales ou des records physiques.

Le corps-image

Le corps-image est l'apparence. C'est le corps jugé, le corps-esthétique qui est soumis à des critères de beauté. C'est le corps qui nous rend malheureux quand on ne correspond pas à ces critères.

Le corps filiforme des mannequins, le corps qui bannit les rides et les traces du temps ; le corps qui chasse les rondeurs ; le corps qui se montre « beau », rayonnant et qui, pour se faire, passe souvent par des régimes impossibles, des désirs irréalisables, des envies coûteuses. Nous souhaitons être bien dans notre peau, mais, paradoxalement, ce qui est fait pour cette finalité nous entraîne parfois dans des processus infinis qui n'aboutissent que rarement à la satisfaction.

Si l'on est bien dans sa peau après une chirurgie ou autre, pourquoi pas ? Le problème n'est pas là. Il est plus profondément dans la répétition incessante de l'insatisfaction. Ou de l'impossibilité. Les régimes, sur ce plan, doivent se faire avec beaucoup de mesure, car ils nous emportent, compte tenu de leur déséquilibre et de leur irrationalité, à ne plus les suivre, à craquer nécessairement. Ils sont impossibles à vivre.

Notre corps nous fait aussi honte, on le couvre, on rentre son ventre pour éviter le regard, on masque une ride trop prononcée, on ne sait trop que faire face à ce bouton qui nous « défigure ».

Il ne s'agit pas de faire l'apologie du laisser-aller, loin s'en faut. Ne nous laissons pas écraser par des exigences qui font de la vie un calvaire plutôt qu'une joie.

Nous nous faisons une image du corps qui ne peut être atteinte que dans l'excès.

Le visage est typiquement un endroit du corps que l'on scrute au quotidien, que l'on juge, que l'on cherche à modifier, à améliorer. Pour changer de perspective, je vous propose de le découvrir autrement. Peu importe que nous nous aimions ou pas, que nous nous trouvions des rides, des défauts. Laissons tout cela de côté pour nous concentrer uniquement sur les sensations.

La conscience profonde du visage

Quand le corps est fatigué, nous le sentons facilement. Nous sentons les courbatures, les tensions, le dos douloureux, la nuque tendue. Quand le stress s'est accumulé, nous sentons l'estomac noué, le ventre lourd. Nous ressentons aisément les muscles endoloris après l'effort.

Or est-ce le cas du visage ? Ses muscles sont constamment en action tout au long de la journée.

L'exercice de conscience consiste à approfondir la sensation du visage, à prendre le temps de faire corps avec lui, de « l'habiter ». Il s'agit de s'intérioriser pour ressentir, sans imaginer, sans juger, sans se parler à soi-même. Sentir simplement. Cela permet d'agir directement sur le mental, de le freiner, de le calmer et d'utiliser son énergie pour vivre son corps différemment.

Notre visage si familier, si intime, qui est notre identité même, est malgré tout un inconnu quand il s'agit d'en prendre conscience, non dans un miroir, mais dans la pure relation sensitive.

Sentir son visage

Vous pouvez pratiquer allongé sur le dos ou assis.

- Restez bien immobile. Les yeux sont fermés. La respiration se place en douceur, par le nez. L'important est l'expiration qui permet de lâcher prise.
- Portez votre attention sur le front et les sourcils. À l'expiration, le souffle détend cette zone. Sentez le front de l'intérieur. Le souffle circule dedans. Il est libre, « ouvert ».
- À l'expiration, lâchez prise.
- Descendez légèrement vers les paupières. Faites mentalement le contour des yeux. Sentez.
- Les paupières sont délicatement closes, sans tensions. À peine posées. L'expiration les détend de l'intérieur. Sentez la légèreté de cet espace.
- Allez un peu plus à l'intérieur. Ressentez les globes oculaires. Voilà sans doute une partie du corps qu'on ne ressent jamais dans sa globalité. Faites mentalement le contour des globes. Sentez leur volume. Accompagnez ce petit voyage avec le souffle. À l'expiration, les globes se relâchent. Sentez.

- Descendez un peu vers le nez. Les yeux toujours fermés, sentez sa forme. Les narines sont complètement détendues. Le souffle passe délicatement à l'intérieur.

- Continuons le petit voyage en allant vers les joues. Sentez-les de l'intérieur. Sentir de l'intérieur, c'est s'intérioriser, c'est placer son attention un peu au-dedans. Le souffle passe doucement dans les joues. Elles se relâchent. Observez les petites tensions, très légères, mais des tensions qui sont pourtant là, tellement habituelles qu'on ne les sent plus. Expirez, sentez l'espace qui se détend.

- Continuons notre voyage en prenant conscience des lèvres délicatement posées l'une contre l'autre. Faites mentalement le contour des lèvres, avec juste une sensation. En sentant le contour, le souffle de l'expiration les relâche. Elles se libèrent des minuscules tensions. Sentez de l'intérieur. Prenez conscience de leur volume, de leur forme.

- Maintenant le tout. Laissez votre sensation de la globalité du visage se répandre en vous. Sentez son unité, sa détente. Le visage est libre, ouvert, les tensions qui l'habitent l'ont déserté.

- Le visage est vécu, non plus dans le miroir, mais dans une sensation intime. Peu importe son esthétique. C'est juste un vécu, dans l'instant présent.

Le mental, celui qui est juste énergie de concentration, s'est débarrassé des pensées parasites pour fusionner avec l'instant.

Petit, grand, gros, maigre...

Nous nous sentons mal souvent parce que :

- trop maigre ;
- trop grand ;
- trop petit ;
- trop gros ;
- trop laid ;

- trop trop ;
- trop pas assez…

J'étais sur une plage un jour et, flânant du regard çà et là, observant les gens, le large et la chaleur ambiante, j'ai entendu quelques mots venant de personnes assises près de moi : « *Elle n'a pas honte, quand même !* » Cette voix parlait d'une femme droit devant moi. La poitrine au soleil, elle marchait, les pieds dans l'eau, avec un air apaisé. À vue d'œil, elle devait mesurer à peu près un mètre soixante pour un poids bien au-delà de cette taille. Elle était grosse, oui, c'est le mot qu'on utilise. Elle était grosse mais sa manière d'être était légère, tranquille, douce. On voyait d'ici qu'elle marchait comme tout le monde marche, qu'elle montrait son corps comme chacune et chacun peut aussi le faire. Rien de plus, rien de moins. Et puis si, il y avait quelque chose de plus : elle était rayonnante tellement elle était naturelle, spontanée dans ses mouvements. Pourquoi, alors, aurait-elle dû avoir honte ?

Dans l'esprit de la voix critique, elle aurait dû, car on n'expose que les corps « beaux », bronzés, minces, musclés.

Or l'ironie du sort a porté mon regard vers un homme marchant derrière elle, musclé, bronzé, avec des abdominaux saillants. Tous les critères de beauté étaient réunis. Voilà sans doute un corps que les hommes doivent envier. Pourtant il marchait en exagérant un peu sa démarche, la poitrine un peu bombée, le ventre rentré malgré les abdos et l'air pas à l'aise sous le regard des autres. D'un côté, il y avait cette femme qui, naturellement, était comme un poisson dans l'eau et, de l'autre, un homme « parfait » qui semblait se débattre avec lui-même pour être aussi à l'aise que possible.

Cette femme vivait son corps tel qu'il était. Cela ne l'empêchait nullement de faire un régime ou non, de vouloir perdre du poids ou non. La question n'était pas là. À cet instant, elle donnait l'impression que cela n'avait aucune importance, là, immédiatement. Elle avait donné la priorité à la vie, sans règles corporelles, sans regard qui juge, sans critères de beauté. Je sentais une force en elle, une présence pleine et entière. Une puissance d'être.

J'ai alors pensé que vivre son corps, ce n'est pas le vivre selon un ordre culturel ; ce n'est pas le vivre selon des normes esthétiques, ou pas seulement. Vivre son corps, c'est aussi oublier tout cela et le sentir, *juste*, dans les deux sens de ce mot : simplement et précisément. Le sentir ici et maintenant, dans l'élan spontané de son mouvement, dans la posture immédiate et sans jugement. C'est le corps qui *est*, non le corps qui est grand, gros, maigre, petit, etc. C'est juste être. Être juste.

Pour avancer sur ce chemin, réapproprions-nous notre corps. Une des étapes fondamentales est d'apprendre à se sentir à l'aise avec nous-mêmes.

La sensation de la nudité

Voilà peut-être une sensation oubliée. Pas pour tous cependant. Les nudistes savent bien de quoi il s'agit. Ceux qui se débarrassent de leurs vêtements une fois chez eux aussi. Mais sans crainte de trop me tromper sur la question, je dirais que la plupart d'entre nous connaissent la nudité juste au moment de la toilette, bain ou douche. Il me semble que nous nous privons ainsi d'une sensation fondamentale.

La journée, nous sommes vêtus, bien sûr, et la nuit beaucoup portent un vêtement pour dormir. La place du corps nu est quasiment nulle. Cela relève d'un aspect pratique. Personne ne se pose la question de savoir s'il ira travailler nu ce matin. Pour être plus sérieux, disons qu'il y a aussi, de manière sous-jacente, le sentiment plus ou moins conscient, je crois, du malaise. Nous sommes mal à l'aise devant la nudité, la nôtre ou celle de l'autre. Et il ne s'agit pas seulement de la gêne face au regard de l'autre, mais d'une gêne qui vient de soi. Même seuls dans l'intimité de notre domicile nous pouvons nous sentir mal.

Que l'on ne veuille pas être vu dénudé, voilà qui est parfaitement légitime au regard de la pudeur de chacun. Mais quand on est seul, qu'est-ce qui pose réellement problème ? La pudeur implique le regard. Or quand il n'y a que le sien, pourquoi agit-elle encore ? Sans doute parce que la nudité est liée, dans une partie de notre culture, à une certaine immoralité. Ou peut-être aussi parce qu'on se sent mal dans son corps que l'on trouve trop gros ou trop maigre.

Si vous êtes dérangé, commencez petit à petit. Un peu chaque jour, dans votre intimité. L'habitude fera disparaître progressivement ce malaise. Puis vous pourrez laisser venir les sensations, de la peau, de l'ensemble des sens, de tout ce qui est le corps.

Marcher pieds nus

Pour commencer, prenons une chose très simple et pleine de sensations. Chez vous, laissez tomber vos chaussons. Marchez pieds nus. Les sensations du contact de la plante des pieds avec le sol sont riches. Les pieds sont très sensibles aux stimuli. Prenez autant de plaisir que de ressentir le massage de la voûte plantaire quand vous marchez sur la plage.

Pour faire cette expérience de notre corps, il est nécessaire d'oublier nos exigences esthétiques. Ne portons pas d'attention à ce que nous aimerions avoir comme physique, au jugement que nous portons sur nous-mêmes. Tout critère esthétique n'a ici aucune importance. Ils n'existent plus, ici et maintenant, comme dans tous les autres exercices de conscience proposés dans ce livre. Seule compte la sensation, simple, pure et riche. Ne nous jugeons pas, laissons-nous juste vivre.

Une relation ambiguë avec le corps

Nous avons vu que l'importance donnée au corps aujourd'hui est très spécifique. Ce n'est pas le corps en lui-même qui est considéré, mais ce qu'il peut accomplir, ce qu'il montre. Ce sont ses qualités athlétiques, son endurance, sa force, ses formes, sa symétrie, sa musculature, sa jeunesse, qui font l'essentiel de l'intérêt porté au corps. Il est, en ce sens, toujours jugé.

Le corps est aussi le signe de ce qui est solide, fort, concret. Il suffit pour cela de considérer la signification, dans la langue, des expressions avec le mot corps.

- *Prendre corps* : c'est prendre forme, la réalisation se voit, on arrive au but.
- *À bras-le-corps* : cette expression désigne la volonté, la détermination, l'énergie engagée dans un acte.
- *Faire corps* : être solidaire, s'engager avec…

Nous constatons que ces expressions sont plutôt positives. Le corps est valorisé. Et pourtant, d'un autre côté, on le juge inférieur, obstacle à la bonne morale, à la spiritualité et au travail de l'intelligence.

N'est-ce pas aussi la fatigue du corps qui nous empêche d'avancer, la maladie qui nous retire nos forces, les exigences biologiques qui nous limitent ?

Oui, nous aimons le corps, mais d'un amour possessif, jaloux, envieux, méprisant. Mais n'est-ce pas parce qu'il ne peut nous donner ce que nous exigeons, simplement parce que notre idéal est en partie irréalisable ? N'y a-t-il pas, au-delà de cette approche corporelle attentionnée, une insatisfaction ? Vivons-nous notre corps ou vivons-nous l'image que nous nous faisons de lui ?

Le mental et l'oubli du corps

Il y a une autre façon de considérer le corps, c'est de l'oublier. De quoi s'agit-il ? Revenons à ce que nous disions au début. Comment est-il possible d'oublier ce compagnon omniprésent ? Comment puis-je oublier le corps qui me fait mal ou du bien ; ce corps fatigué ou plein d'énergie ? La réponse s'impose : parce qu'il est écarté par l'activité incessante du mental qui prend le dessus et nous déconnecte du corps.

Le matin. Je sors du lit, c'est assez dur d'ailleurs, c'est tôt, comme tous les matins. Comme tous les sauts du lit, j'ai mal, au bas du dos, je suis un peu coincé, engourdi. Mais je n'y pense pas vraiment, car mon mental est occupé à faire le résumé des activités de la journée qui vient, des problèmes à résoudre, de ceci et de cela.

La journée passe. Je travaille, je me concentre. Je pense à toutes sortes de choses.

Le soir, j'arrive au sport, je fais du vélo, je parle avec un collègue, il pédale à côté. On bavarde, on soulève des poids, on parle, on parle…

Je rentre, je dîne et là, après être rassasié, je m'assois sur mon canapé. Grand soupir, soulagement, détente. J'ai retrouvé mes proches, ou des amis, ou personne. Une fraction de seconde, par contre, je retrouve « quelqu'un » qui est toujours là, toujours présent, impossible de faire autrement. Affalé sur les coussins, je commence à sentir sa présence, lourde, fatiguée, soupirante. Un fardeau ? Ça y est, je sens celui qui ne me quitte jamais : mon corps.

C'est pour cela, d'ailleurs, que je l'avais oublié. Il est toujours là. Tellement présent que ma conscience regarde ailleurs. L'activité mentale de la journée m'a impliqué dans un nombre incalculable de choses, dans un discours avec les autres et/ou avec moi-même sans que je prenne garde à mon corps, à sa position assise, debout, à sa démarche, aux tensions qui s'incrustent à l'intérieur. C'est plus tard, quand l'activité a cessé, que je prends conscience du corps, et encore, pas toujours, car le mental peut continuer à s'activer sans laisser un moment de répit. Nous verrons comment dans les lignes qui suivent. Patientons.

Petite expérience. Nous sommes au travail, en vacances, chez nous ou ailleurs, peu importe. Soit nous sommes en train de nous activer, soit nous ne faisons rien, mais notre tête est pleine de pensées, d'images, de monologues.

Je m'arrête un instant, assis ou debout, peu importe, juste un moment que j'ai arraché péniblement à mon activité. Je ferme les yeux. Qu'est-ce que je sens ? Qu'est-ce que je sens de mon corps, des sens, des sensations ? Où était ce corps que je sens, là, tout de suite ? Il était enfoui sous les couches de pensées innombrables. Je vois bien au cœur de ce petit instant que je soupire, je reprends un souffle qui se maintenait tant bien que mal, je vois mon corps à l'abandon malgré tous les soins prodigués, crème, bronzage, sport, régime. Le mental occupé, préoccupé, actif, tourbillonnant a tout accaparé de ma vie.

Au passage, il a suffi d'un instant pour prendre conscience que le mental a perdu tout son contenu pour ne garder que la présence de mon corps. Il y a autre chose aussi qui m'a frappé. J'ai du mal à le dire, mais bon… tout ce contenu, ce tourbillon, cette agitation qui me pourrit la vie, pas tout le temps bien sûr, mais quand même… une bonne partie vient de moi.

Je participe au remplissage de ma tête. Et je délaisse mon corps.

C'était bref, cette petite expérience. Oui. Mais il est possible d'allonger ce temps par les exercices suggérés au fil des pages.

Le corps « perdu » : le vieillissement et le handicap

Le vieillissement nous concerne tous. Nous perdons progressivement, plus ou moins rapidement selon les personnes, nos facultés physiques qui nous permettaient de marcher vite, loin, de sauter haut, de courir longtemps, etc. Le vieillissement fait perdre les capacités du corps-performant. Il en est de même du handicap qui nous prive de nos aptitudes, qui nous empêche de vivre le corps dans la pleine capacité de ses moyens.

Et cela, légitimement, fait baisser le moral. Le mental s'intoxique alors par des idées noires, par des pensées d'un temps qui passe et qui détruit. Or, ce qui est proposé n'étant plus lié au corps-record, au corps-compétition, au corps-prouesse, nous pouvons revivre un corps différent. Juste le corps tel qu'il est, tel qu'il se présente, afin de faire une expérience différente des sens.

J'ai participé il y a quelque temps à un congrès sur le vieillissement. J'y ai rencontré des personnes âgées extraordinaires. Je crois qu'elles en ont assez d'entendre toujours parler de la même chose : le temps qui passe, Alzheimer, les rengaines dans le genre « *ce n'est plus de votre âge* » et qui font vieillir encore plus vite. Ces personnes souhaitent vivre leur corps différemment, et ainsi, par le fait même, leur mental, leur esprit. Ce n'est pas parce que les performances corporelles diminuent que le corps est fini. C'est sans doute le moment de le découvrir autrement, de faire une expérience différente, une expérience de vie qui nous porte à laisser de côté le corps qui bat des records pour le corps qui vit, dans la présence, un état d'être au monde qui n'attend pas un dépassement des limites, qui n'espère pas au-delà de ses possibilités, mais qui vit, juste, dans l'approfondissement de la sensation de soi-même. La culture que nous avons du corps nous empêche, quand il perd ses aptitudes, de continuer à le vivre pleinement, mais différemment.

C'est ce que proposent les Exercices de Conscience Corporelle Approfondie (ECCAP).

Le principe d'économie d'énergie

Ce principe est très simple et les exercices qui suivent sont valables pour nous tous, quel que soit notre âge. Il s'agit de n'utiliser que l'énergie nécessaire pour accomplir quelque chose, ni plus, ni moins.

Dans nos efforts quotidiens, sans que nous en ayons conscience, nous mettons pratiquement tout le corps sous tension. Or, cette totalité n'est pas nécessaire. Nous pouvons éviter un gaspillage d'énergie. Mais, pour ce faire, il convient de prendre conscience de ce que nous faisons. Nous avons la possibilité de mettre en action ce qui doit nécessairement l'être, et de garder au repos ce qui est inutile.

Un exemple simple et peut-être un peu caricatural (mais pas tant que ça !) : si je prends ma tasse de café pour boire une gorgée de mon petit noir, mon bras, ma main, mes doigts sont en action. Puis mon épaule quand je porte la tasse à mes lèvres. Pourquoi alors le reste du corps est-il tendu ? Cette tension ne sert strictement à rien. Et pourtant elle est là.

Porter un poids

Nous portons un sac. Main et doigts sont contractés, l'épaule sans doute. Arrêtons-nous un instant. Prenons conscience du corps. Nous constaterons pour la plupart d'entre nous que d'autres parties du corps sont tendues sans utilité. Prendre conscience se résume ici à relâcher ce qui est sous tension inutilement. L'économie d'énergie consiste à localiser l'effort afin de ne mettre en action que ce qui est juste nécessaire.

Se déplacer

Qu'il s'agisse de se lever d'une chaise, de sortir de son lit, de sortir de sa voiture, nous pouvons nous mettre en mouvement en faisant le moins de gestes possible. Exactement ce qu'il faut. La juste mesure nécessaire pour le mouvement. Rien de plus. La concentration est très active et empêche le mental de partir ailleurs.

Je propose toujours cela aux pratiquants de yoga. Quand ils sont allongés, je leur demande de se lever en faisant le moins de gestes possible, tout dans la mesure. Il en ressort alors une économie de gestes, de tensions, d'énergie. La conscience est pleine et entièrement focalisée sur le corps à l'instant présent. Le mental n'est plus soumis à son tourbillon.

Le sport

Je ne suis pas sûr que l'on apprenne aux sportifs cette économie. Cela demande une intériorisation, le développement de sensations externes et internes. Pratiquant dans une salle de sport, je vois souvent des sportifs contracter tout leur corps avec des grimaces pour effectuer un exercice localisé, les biceps par exemple. Tout est alors sous tension.

Or, prendre conscience de la partie du corps à travailler permet de se concentrer plus précisément dessus. De placer son corps dans une juste position pour éviter autant qu'il est possible qu'il soit sous tension. On cherche le juste milieu. Puis le mouvement des bras seuls lève la charge et non le dos. Juste les bras car eux seuls sont utiles pour l'exercice des biceps. Ainsi, cette localisation de la concentration et du placement du corps augmente l'efficacité de l'exercice et du développement musculaire.

En même temps, la concentration s'aiguise. Le mental agité se calme.

Cette approche vaut pour toute la vie en général et pas seulement pour le sport.

S'adapter au vieillissement

En prenant de l'âge, le corps n'a plus les mêmes capacités, la même énergie qu'à vingt ans. Certes. Comment alors continuer à pratiquer des sports ? Je répondrais avec le même principe d'économie. Le pratiquant qui prend de l'âge peut trouver d'autres stratégies pour compenser la perte. Celle-ci consiste précisément à s'économiser. Il faut avoir une pleine conscience du corps, mesurer son effort pour qu'il soit adapté avec justesse à ce qui est fait. Il s'agit d'avoir l'expérience de l'effort, et donc une sensation fine de son corps.

Dans les arts martiaux, le pratiquant qui prend de l'âge met en place une stratégie : il évite les mouvements inutiles, les gestes de trop, les « fioritures » pour aller droit à l'essentiel. Le minimum d'efforts pour le maximum de résultat. Il trouve juste ce qu'il faut pour atteindre son but. Le minimum de gestes, le minimum de déplacements, le minimum de tensions pour un résultat final maximal. Dans cet instant, le mental agité ne trouve aucune place et laisse l'esprit immergé dans la vie ici et maintenant.

Nous pouvons mettre tout cela en place à n'importe quel moment, pour n'importe quelle action. Cette conscience unit le corps et l'esprit, nous recentre et permet de nous unir au monde présent. Le mieux serait de commencer le plus tôt possible sans attendre de prendre de l'âge.

« Je pense trop. »
Halte aux ruminations !

Dire que l'on pense trop, que l'on est sans cesse embarqué par des pensées nécessite une précision. Il convient en effet de définir ce que l'on entend ici par penser. Il ne faudrait pas confondre les significations, ce qui pourrait prêter à confusion et nous porterait à tirer de mauvaises conclusions.

En effet, dire que l'on pense trop ne signifie pas que nous raisonnons de façon démesurée. Freiner ou faire cesser ses pensées ne nous commande pas de devenir des imbéciles qui cessent de réfléchir. Commençons donc par le commencement : la distinction des sens.

Une fois, quelqu'un m'a demandé en quoi consistait la méditation. J'ai répondu, sans doute un peu vite : « *À ne plus penser.* » La personne m'a regardé, interloquée. « *Comment ça, c'est pour devenir idiot ?* » m'a-t-elle lancé avec stupeur. Je comprends tout à fait cette réaction. Car la pensée a au moins deux sens principaux.

Je crois utile, alors, de préciser de quoi nous parlons.

Penser : réfléchir, raisonner, comprendre

Cette première forme d'expression concerne l'acte de penser que l'on peut appeler réflexion, raisonnement, compréhension. Cela n'est pas exhaustif mais suffit ici.

La réflexion

Réfléchir signifie étymologiquement « ployer en arrière, retourner ». La lumière se réfléchit dans une glace, à savoir qu'elle revient en arrière. Elle est renvoyée. Réfléchir est l'acte par lequel je prends conscience de mon objet d'étude, puis je retourne en moi afin de construire une connaissance. Je reviens ensuite vers mon objet afin de vérifier ma connaissance, de l'approfondir, voire de la changer. Il y a un dialogue constant entre mon savoir, son objet et moi-même. La réflexion est un acte volontaire dont je mets en place l'ordre. L'astrophysicien observe l'univers, construit une connaissance, établit des lois, puis continue son observation afin d'éprouver son savoir, afin de découvrir des nouveautés. La réflexion est ici un acte de penser constant qui pose que le savoir n'est pas définitif et requiert une étude permanente.

Le raisonnement

Il consiste en une organisation de la pensée selon des règles logiques, selon un enchaînement cohérent d'arguments afin de construire une conclusion fondée et justifiée. Cela aussi est un acte volontaire. Il va de pair avec la réflexion.

Le raisonnement permet de mettre au jour les relations entre les objets, entre les êtres, entre les idées. Il nécessite une prise de recul avec les émotions afin de pouvoir élaborer une démonstration et afin de juger objectivement.

La compréhension

Comprendre, c'est, selon l'étymologie, « embrasser, englober, saisir ensemble ». Il s'agit alors, dans la compréhension, de saisir des « choses » disparates, différentes, de les unir, de les mettre ensemble afin de faire ressortir un dénominateur commun. Comprendre le sens d'un texte, c'est réunir tous les éléments divers qui le composent afin de mettre au jour son sens qui fait sa cohérence et donc son unité. Comprendre, c'est ainsi appréhender l'unité qui rassemble des multiplicités ; le sens qui harmonise des disparités.

Il va de soi que ces trois actes de penser vont ensemble, ils s'articulent, se complètent, renvoient l'un à l'autre. Ils sont l'expression de la liberté de penser, de sa propre réflexion. « *Ose te servir de ton propre entendement*[1] », selon les mots de Kant. C'est ici, en somme, l'héritage de la philosophie grecque[2].

Exercer sa pensée, c'est aussi éviter d'être trompé, c'est prendre le recul nécessaire pour juger par soi-même. Penser, c'est mettre en

---

1. Kant, *Qu'est-ce que les Lumières ?* Paris, Hatier, 2015.
2. Voir à cet égard mon article, « La différence des pensées. L'Inde et l'Occident », revue *Le Philosophoire*, n° 44, Paris, Vrin, 2015.

œuvre les moyens, autant qu'il est possible, de distinguer le vrai du faux, la réalité des apparences, les illusions de la vérité. Penser, c'est au moins, à défaut de trouver une vérité, mettre en évidence les erreurs, les tromperies, les ruses, etc.

L'acte de penser est ici un acte volontaire, organisé, cohérent, méthodique, rigoureux. Il est l'effet d'une personne libre qui essaie de comprendre les choses en pleine connaissance de cause.

Penser : l'animal sauvage du mental

Avec cette seconde forme on entre dans la « machine à pensées », celle qui ne s'arrête jamais, celle qui saute du passé au futur sans jamais nous permettre de vivre l'instant présent.

Vivre au passé et au futur

« *Que chacun examine ses pensées, il les trouvera toutes occupées au passé et à l'avenir (…). Le présent n'est jamais notre fin. Ainsi, nous ne vivons jamais, mais nous espérons de vivre ; et, nous disposant toujours à être heureux, il est inévitable que nous ne le soyons jamais*[1]. »

Nous avons ici une autre forme de pensée. Pascal met l'accent sur notre manière de vivre. Nos pensées viennent du passé, sous plusieurs formes.

Le regret d'avoir perdu quelque chose ayant une valeur, c'est la nostalgie, le vague à l'âme qui s'impose devant un vécu dont on

---

1. Pascal, *Pensées*, Fragment 172 de l'édition Brunschvicg.

déplore la disparition. C'est aussi le regret de ne pas avoir accompli un souhait, un désir, d'être passé à côté d'une partie de sa vie.

C'est le remords, ce tourment causé par la conscience d'avoir mal agi. Le passé, alors, nous hante et occupe nos pensées.

Dans les deux cas, le passé envahit le présent et nous empêche de le vivre. Certes, le regret et le remords ne sont pas toujours actifs, si l'on peut dire. Parfois leur « voix » est plus discrète, plus en retrait, mais leur caractéristique est qu'ils s'imposent malgré nous. Ils nous troublent alors que nous souhaiterions les éviter. Même quand nous voulons nous en débarrasser, ils demeurent en nous et font obstacle au désir de jouir de la vie.

Le passé s'impose sous forme de regrets, de remords, mais aussi de la souffrance d'un vécu troublé, d'un moment douloureux de notre histoire qu'on souhaiterait oublier mais qui reste actif dans la mémoire. Nous y pensons, beaucoup, trop, et la conscience, habitée par ce passé, a en elle la blessure incessante qu'elle ne peut maîtriser.

Quant au futur, ce temps qui n'existe pas encore, il nous sort du présent et peuple nos pensées d'événements que l'imagination construit, de possibilités, d'espoirs que l'anticipation se représente. Le futur est synonyme d'attentes, d'espérances, mais aussi de peur, d'anxiété. L'aspiration à un fait heureux est bonne, mais elle devient nocive dès lors qu'on ne fait qu'espérer, comme le dit Pascal, et que l'espoir reste sans réalisation. Il nous emporte parfois, et trop souvent, à ne pas vivre la vie présente pour imaginer que l'on sera heureux plus tard, parce qu'il nous manque quelque chose, cette chose, précisément, que nous désirons. Nos pensées sont alors conjuguées au futur et manque l'essentiel : ce qui est ici et maintenant.

Le futur, c'est aussi le trouble de l'anxiété qui provient de l'appréhension d'événements négatifs ; l'imagination projette des faits possibles qui sont toujours pénibles, ce qui provoque un fort stress. Il s'ensuit la peur, l'inquiétude, l'angoisse. Ici aussi la pensée anxiogène n'est pas contrôlable.

Nous constatons, contrairement à la première forme de pensée d'ordre rationnel, que celle-ci n'est pas volontaire ni maîtrisable. Elle s'impose malgré nous. Certes, une partie est sans doute le fait de notre volonté. Mais une autre reste active et prend le dessus sur elle.

La parole permanente

Voici une autre forme de pensée qui échappe à notre contrôle, qui se fait spontanément, sans que nous en ayons conscience.

La parole est le langage oral qui nous permet de communiquer avec les autres. Elle est aussi la parole intérieure, la succession de phrases dans notre tête, comme une sorte de dialogue silencieux avec nous-mêmes.

La parole est un moyen de communication important. Mais à l'intérieur, dans notre mental, elle a tendance à s'imposer sans que nous en ayons conscience. Nous sommes tellement éduqués comme des êtres de langage oral que nous ne prenons pas conscience que la parole est présente de façon permanente, comme une nature qui s'impose quoi qu'il arrive. Ainsi, dans nos actes quotidiens, du travail au loisir, en passant par les tâches journalières de l'existence, nous parlons en nous. Même si cette conversation intérieure est silencieuse, elle peut faire beaucoup de bruit au cœur même de notre mental.

Agissez, faites quelque chose, arrêtez-vous une seconde et prenez conscience du flux de mots qui habitent le mental. Incessamment. Je vous propose de faire l'expérience plusieurs fois. Dans l'action ou l'inaction, la parole intérieure est constante.

Par exemple. Arrêtez de lire. Restez là, immobile, attendez un peu… Encore un peu. Le mouvement verbal ne revient-il pas ? Nous ne contrôlons pas cela. Mais est-ce à dire que cette parole qui s'impose est une nécessité sur laquelle nous n'avons aucune prise ? Certes non. Il est possible de maîtriser ce dialogue mental, nous avons déjà commencé à en faire l'expérience.

Pourquoi ce tourbillon de mots peut-il être mauvais ? Parce que nous ne le contrôlons pas. C'est lui qui a une prise sur nous. Or, comme un animal sauvage et donc indompté, il fait ce qu'il veut, nous entraîne où il veut et donc, à un moment, vers des pensées défaitistes, anxiogènes, nuisibles. Nous pouvons ressasser les mêmes paroles dans la solitude, mais aussi parmi les autres, paroles souvent dépréciatives, critiques à l'égard des autres, de soi-même ou du « destin » qui s'acharnent sur nous. « *C'est toujours la même chose* » ; « *ça n'arrive qu'à moi* »…

La parole intérieure constante est aussi le fait d'accompagner ses actes, quels qu'ils soient, de phrases qui décrivent ce que l'on fait ou ce que l'on s'apprête à faire, de mots qui jugent ce que l'on fait :

je fais quelque chose et dans ma tête : « *Ça ne va pas… il faudrait faire autrement… je dois faire ceci… tiens… je ne pensais pas que…* » Nous ne sommes pas conscients de ce moulin à paroles intérieures.

La parole intérieure peut être aussi constructive, mais en cela elle rejoint le premier sens de l'acte de penser. Elle peut être indifférente, ni bonne ni mauvaise ; mais elle peut aussi être délétère. En tout état de cause, prendre le dessus sur cet animal sauvage permet de prendre conscience de l'activité du mental afin de changer notre vie.

Le mental enragé : les pensées ne cessent pas

Cet exercice n'est sans doute pas le plus facile, mais il est ce vers quoi tendent les ECCAP. Il est bien de pratiquer le plus souvent possible. Vous pouvez commencer en pratiquant une fois par jour puis augmenter selon le temps que vous avez. Même si vous avez l'impression de ne pas « réussir », le principal est d'essayer. Au premier abord, l'exercice peut vous sembler long, c'est surtout qu'il est très détaillé. Avec l'habitude, vous vous sentirez de plus en plus à l'aise et pourrez y revenir facilement.

Qu'est-ce que l'unité corporelle ?

Il convient ici de savoir ce qu'est cette expérience fondamentale de l'unité corporelle qu'on retrouvera chemin faisant. Elle sera présente constamment, que ce soit dans les situations d'urgence ou non.

Commençons, pour freiner un peu cet animal fougueux qu'est le mental, par nous pencher sur un élément fondamental de l'expérience du corps proposée ici. Essentiel, et pourtant très peu expérimenté. Je crois que c'est même inconnu pour la plupart, sauf peut-être pour ceux qui ont l'habitude de la relaxation, du yoga, du tai-chi, de la sophrologie, et autres. Et peut-être pas pour tous.

Nous verrons, dans les prises de conscience corporelle, dans la relaxation, que l'on met en place une conscience des parties du corps : jambes, bras, tête, etc. Ici nous avons une conscience corporelle localisée. C'est d'ailleurs le cas dans la vie quotidienne. Nous ne sentons pas constamment la globalité de notre corps. Or, la question intéressante est : quand avons-nous une sensation globale du corps ? Quand avons-nous une pleine conscience du corps, dans sa totalité ? Il est fort à parier que nous répondrons « jamais ».

Ce que les exercices de conscience corporelle approfondie proposent, c'est précisément une expérience qui consiste, entre autres, à ressentir l'unité. Sentir tout son corps au même instant, que ce soit dans le mouvement ou l'immobilité.

Trois moments, qui n'en font qu'un au final, sont engagés dans cette expérience. Nous verrons qu'ils ont une influence directe sur le mental et sur son flux incessant de pensées. Il s'agit de :

- la forme corporelle ;
- le volume corporel ;
- le souffle ;
- l'union globale.

Examinons ce qu'il en est tour à tour. Commençons si vous le voulez par une première approche. Tout ce qui suit sera approfondi chemin faisant, mais il convient de faire un premier pas vers l'essentiel.

La forme corporelle

Votre mental est agité, ça fuse dans tous les sens. Pensées et images vont dans toutes les directions. Ou c'est toujours la même chose qui vous occupe l'esprit, une idée obsédante.

Prenez quelques instants pour l'exercice, 5 minutes pour commencer. Habituez-vous tranquillement. De préférence allongé, assis si ce n'est pas possible. On peut aussi pratiquer debout, tout dépend de chacun et de l'endroit où vous êtes.

- Fermez les yeux. Restez immobile et placez votre attention sur votre jambe droite. Sentez sa forme, parcourez mentalement ses courbes extérieures.
  On a donc la forme, ou autrement dit les contours, les courbes.
  Il ne s'agit pas d'imaginer mais de *sentir*. La sensation, rien que la sensation.
  Laissez-la se placer. Partez du fessier et descendez lentement vers le pied.
- Même chose avec la jambe gauche.

Continuons notre petit voyage avec toute la partie centrale du corps.

- Le ventre. Les yeux toujours fermés, faites mentalement le tour de la taille, du bassin. Passez derrière vers la partie qui est en contact avec le sol. Puis revenez vers le nombril. Sentez le léger mouvement du ventre qui accompagne la respiration.
- La poitrine : sentez les côtes, le haut de la poitrine. Les formes. Prenez le temps. La respiration est douce, sans effort.
- Le dos, à présent. Partez de la sensation du haut du dos et descendez progressivement vers les lombaires. Puis sentez les omoplates, la largeur du dos.
- Maintenant sentez l'ensemble du buste, son unité pendant quelques instants.
- Puis montez un peu vers les cervicales, le cou, la nuque. Faites le tour de l'ensemble du cou. Passez derrière. Sentez. Le souffle est doux.

Sentez, la forme, les courbes.

Continuons notre voyage, les yeux toujours fermés.

- Portez votre attention sur l'épaule droite. Sentez. Puis descendez lentement vers le bras, le haut du bras, l'avant-bras. Faites-en le tour, sentez la forme, la rondeur, les courbes.
- Descendez jusqu'aux mains. Ressentez les doigts.
- Même chose avec le bras gauche.
- Restons un moment avec les formes de la tête. Laissez venir la sensation de l'ensemble de la tête, sa rondeur, ses formes.
- Sentez le front relâché, descendez vers les yeux, sentez les paupières, closes mais sans tensions, délicatement fermées.
- Sentez plus profondément votre nez. Sa forme. Puis les joues. Allez des pommettes jusqu'à menton, suivez les courbes.
- Remontez vers les lèvres, légèrement en contact l'une avec l'autre. À peine posées. Lâchez les tensions.
- Puis sentez la globalité de la tête, l'ensemble.

Après avoir senti intimement chaque partie du corps dans sa forme, portez votre attention sur la **globalité** du corps. Il s'agit ici de prendre conscience de l'unité de la forme corporelle, des contours du corps. Même chose qu'avant, mais c'est l'**unité** qui est le centre de la prise de conscience.

Assis, allongé ou debout, la sensation est la même : l'unité corporelle.

Sentez tout en même temps :
- les jambes ;
- la taille, le bassin ;
- le buste avec le ventre, la poitrine, le dos ;
- les épaules, les bras, les mains ;
- le cou, la nuque ;
- la tête, le visage.

Sentez la **forme globale** du corps.

Vous remarquerez que le mental « enragé » s'est calmé. Continuons.

Le volume corporel

Vos yeux sont fermés, immobiles, vous sentez le relâchement. On part indifféremment de la jambe droite ou gauche. Mais, cette fois-ci, sentez le volume de la jambe. Sentir le volume, c'est sentir l'espace intérieur. *Sentir* et non imaginer. Votre concentration se porte à l'intérieur de la jambe et ressent son intériorité. L'espace est libre, relâché, détendu.

Même chose pour le reste du corps. Chaque partie, jambes, buste, épaules, bras, tête comme nous l'avons fait précédemment.

Pour finir, prenez conscience, pleinement, profondément, de la globalité du volume corporel. Conscience de l'espace intérieur global, entier, unifié. Ressentez le volume :

• des jambes ;

• de la taille, du bassin ;

• du buste avec le ventre, la poitrine, le dos ;

• des épaules, des bras, des mains ;

• du cou, de la nuque ;

• de la tête, du visage.

Sentez, laissez la sensation se mettre en place. Voyez, une fois de plus, que l'agitation du mental a fait place à la conscience centrée sur le corps.

Le souffle

Les yeux fermés, immobiles, placez votre attention sur votre souffle, sur le doux va-et-vient de l'inspiration et de l'expiration. Allez un peu à l'intérieur des narines et ressentez le passage de l'air. Il effleure les parois nasales et y laisse de subtiles sensations. Le souffle se place en douceur, sans effort.

Le rythme est :

• régulier ;

- constant ;
- fluide.

Là aussi le mental agité s'est mis en retrait. L'énergie mentale s'est focalisée sur le corps. Voyons la suite.

L'unité globale

Où en est votre mental ? Sans doute plus apaisé. Le vécu du corps s'affine, se précise. Voyons maintenant l'unité de tout ce qui précède.

Les yeux toujours fermés, assis ou allongé, sentez :
- la forme globale du corps ;
- *en même temps*, le volume corporel ;
- *en même temps*, le souffle, la respiration.

Prenez le temps. Si cela est un peu dur au départ, c'est normal. Tous les exercices de conscience corporelle qui suivent vont vous permettre d'approfondir ces sensations.

La pleine conscience du corps est la sensation globale, le vécu à l'instant de cette unité. Or, nous remarquons une chose en plus, un autre élément qui s'ajoute. Dans cette expérience de l'union se joint le mental. Le mental agité, enragé, bouillonnant de toutes sortes de pensées, a été vidé de tout ce tourbillon pour mettre son énergie dans la concentration sur le corps.

Pour approfondir
Une fois que vous avez commencé à vivre cette pleine conscience corporelle dans l'immobilité, tentons-la dans le mouvement.

Pendant quelques instants, en marchant, en mangeant, en lisant, peu importe l'action, essayez de sentir cette unité de la forme, du volume, du souffle. Vous augmenterez votre capacité de concentration.

On dira que cela est extrêmement dur. Comment peut-on se concentrer sur un acte et en même temps sur le corps ? C'est vrai. Mais n'est-ce pas, finalement, qu'une question d'entraînement ? N'est-ce pas qu'une question d'habitude ? Il est certain que nous n'avons jamais été éduqués en ce sens. Nous avons déjà souligné la finalité de l'éducation physique à l'école, qui n'est nullement répréhensible. Mais force est de constater que le vécu corporel que nous proposons ne fait pas partie du programme.

Les effets

- Stabilité mentale.
- Expérience d'être plus fort, dans le sens large du terme.
- Sensation d'être plus présent, de vivre dans l'ici et le maintenant.
- Connaissance de soi.

La mécanique de la rumination

Voici encore une activité de notre machine à pensées qui échappe à notre contrôle. Elle s'impose à nous. Emportés par la rumination, nous oublions une fois de plus le corps qui en subit les conséquences.

La rumination est cette activité du mental qui consiste à ressasser les mêmes idées, les mêmes jugements, les mêmes plaintes, dans un sens négatif. Un événement vécu est alors revécu sous le mode du « *j'aurais dû ; j'aurais pu ; il aurait fallu* ». Le mental se fait des scénarios, des films et compose une histoire épouvantable. Ajoutons que ce mécanisme concerne aussi le futur dans la mesure où le contexte passé étant jugé comme un échec, le mental imagine les conséquences nuisibles qui doivent en ressortir. La personne qui rumine ressasse alors dans sa tête tous les effets qu'elle pense être nécessaires.

- Vous pensez avoir raté un examen. Vous repassez tout dans votre tête. « *J'aurais dû répondre à cette question différemment. Je le savais et pourtant je ne l'ai pas fait. Il va falloir le repasser, travailler encore, je n'aurai pas de travail…* »

- Vous avez pensé avoir raté l'exposé que vous deviez faire lors d'une réunion. « *J'aurais pu être plus clair sur ce point… J'ai mal présenté cela. Que vont-ils penser de moi ?* »

On voit que la rumination porte sur le passé et sur l'avenir. Différents degrés existent. On peut ruminer un peu ou énormément. Quoi qu'il en soit, elle gâche la vie. Elle est aussi très présente dans le sentiment de culpabilité qui est terrible.

Le mental s'emballe. Ça bavarde dedans. Le bruit est infernal. On ne vit plus, on ne sent plus notre corps, on est emporté dans un manège qui ne s'arrête pas…

La rumination, ensuite, risque de faire naître des échecs. En effet, penser avoir échoué peut porter à s'enfermer dans une mécanique de l'échec. Les pensées négatives empêchent la concentration, le fonctionnement de la mémoire, de l'intellect, etc., et l'énergie mentale est engagée dans un processus qui construit l'échec avant même qu'il ne survienne. Il est inévitable, alors il se produit.

Les exercices de conscience du corps permettent de mettre un frein et même de faire cesser cet automatisme. Ils permettent de se recentrer sur l'instant présent. Nous pouvons agir directement sur le mental, calmer le système nerveux et libérer nos aptitudes.

Un tourbillon dans la tête

Ce tourbillon est composé de pensées au sens très large, qui jugent, anticipent, imaginent et virevoltent incessamment dans notre tête. C'est le mental. À chaque instant, le mental est composé de paroles, d'images, de projections, de constructions, de jugements, d'élaborations, etc. Cela est infini. Nous sommes des êtres cérébraux, non au sens de l'intelligence, mais au sens où la grande majorité de notre temps est accaparé par ce tourbillon mental.

Or ce flux permanent, et c'est une caractéristique que nous avons déjà vue, est incontrôlé. Nous sommes emportés, ballotés, secoués sans que nous en ayons vraiment conscience. Ainsi, notre mental nous coupe de la réalité, nous sépare du monde tel qu'il est. Là aussi cessons une seconde les activités de la vie quotidienne ; prenons conscience du mouvement mental. Puis reprenons le cours des choses… Cessons de nouveau un instant et nous verrons que le flux est revenu sans tarder.

« L'animal sauvage » est bien en nous. Il est ce mental agité, indépendant, qui tournoie sans égard à notre bien-être.

Voilà globalement, et de façon sans doute non exhaustive, les formes que prend la pensée. Affirmer que nous pensons trop, que les pensées permanentes sont nuisibles à notre équilibre et à notre bien-être ne concerne pas la première forme, celle de l'acte de penser rationnel, de la compréhension, de la réflexion. Répétons-le, faire cesser ou ralentir le flux des pensées ne signifie pas, loin s'en faut, qu'il faut cesser de réfléchir.

Sentir le souffle

Avant de vous présenter des exercices plus précis et détaillés, voici une petite méthode à pratiquer chaque jour si possible, au moins 2 ou 3 minutes. Elle vous aidera à ne pas vous sentir submergé.

- Cessez toute activité.
- Restez immobile, assis ou debout.
- Fermez les yeux.
- Votre conscience se place sur l'allongement du souffle.
- Inspirez profondément.
- Expirez profondément.
- La respiration est ample, libérée ; le rythme régulier. Laissez l'air se répandre en vous. Sentez.
- Ressentez votre corps dans sa posture.
- Reprenez votre activité en essayant le plus longtemps possible de garder cette conscience.

Essayez de faire cela au moins deux fois le matin et deux fois l'après-midi.

Il s'agit de se recentrer sur soi, de revenir à l'essentiel. C'est juste un instant pour se sentir.

Le mental toxique

Le mental est une activité cérébrale constante, faite de mille choses, mais dont la caractéristique principale est son indépendance. En effet, nous ne maîtrisons pas son activité. Il fait ce qu'il veut, comme un animal sauvage, et s'impose à nous. Le contenu mental peut être sympathique, ludique ou même indifférent, mais il est souvent nocif pour notre équilibre, notre santé et notre bien-être général.

Le mental s'auto-intoxique et affole le corps.

Comment agir directement sur cette nocivité afin de retrouver un mental apaisé, donc en même temps un corps apaisé, et ainsi une maîtrise du soi ? C'est l'objet de ce livre. Si le mental affole le corps, celui-ci peut en revanche reprendre les choses en main, les « reprendre en corps » si on me permet l'expression.

Sentir son corps, ce n'est pas se sentir en surpoids ou maigre. Ce n'est en rien se sentir grand ou petit, habile ou maladroit, beau ou laid, jeune ou vieux. Ici à la sensation se surajoute un jugement, un état d'âme qui vient perturber l'aspect exclusivement sensitif. L'état d'esprit est celui de vivre simplement ; être son corps dans sa simplicité spontanée et non l'être avec une qualité esthétique ou sociale. Je reviendrai souvent sur cela.

Il y a donc un mental qui est une source d'énergie, de concentration, de méditation et un mental toxique qui empoisonne la vie.

On pourrait penser qu'il existe deux choses dans le monde : nous et la réalité. Or ce n'est absolument pas comme cela que nous vivons. Il y a en effet :

• nous ;

• la réalité.

Et entre les deux :

• Le réel que nous imaginons.

Nous avons chacun « notre monde ». Cela peut être positif pour l'imagination artistique, pour la création, mais ici il s'agit de considérer que dans la vie en général nous nous « faisons des films ».

Notre mental combine, anticipe, imagine, refait les événements, projette, etc. Il construit une deuxième réalité, pur produit mental.

Nous nous laissons emporter par des scénarios dont nous sommes l'auteur. L'ego se place au milieu de ce monde imaginaire. Pourquoi ?

L'illusion de tout contrôler

Le tourbillon dans notre tête vient, au moins en partie, de la volonté de tout maîtriser de notre vie. Nous nous embarquons dans le désir de tout contrôler, tout diriger. Cela sécurise. Or c'est cette volonté qui nourrit le mental dans son activité incessante. Notre mental bouillonne parce que nous avons peur.

- Peur de l'inconnu.
- Peur de l'avenir.
- Peur d'échouer.
- Peur de l'incertitude.
- Peur de ne pas être à la hauteur.
- Peur de ne plus être aimé.
- Peur de perdre le pouvoir.
- Peur de se regarder en face.
- Etc.

Nous nous donnons alors l'illusion de tout contrôler avec notre mental, car le contrôle, insistons sur ce point, sécurise.

Quand le mental tourbillonne dans le passé, c'est souvent avec les regrets ou les remords des « j'aurais dû », « j'aurais pu ». L'échec nous assaille, le manque nous renverse. Nous aurions souhaité être à notre meilleur niveau, maîtriser, savoir avec précision ce qu'il fallait faire, être performant... Nous nous pensons alors, sans nous en rendre compte, comme spécialiste mais dans une spécialité impossible : contrôler la vie. Prévoir et agir parfaitement dans le mouvement contingent de l'existence. Or cela est par essence impossible. Notre mental nous emporte parce que nous exigeons d'être parfait dans un monde totalement sous contrôle. C'est cette impossibilité qui nous rend la vie parfois mentalement agitée et difficile, tout simplement parce que c'est *impossible*.

Certes, nous avons une certaine maîtrise, une liberté d'agir, de construire, d'être responsable, mais cela ne peut l'être de façon absolue. Il me semble que c'est cette illusion qui est présente en nous.

Une mère se fait une image de son rôle, mais elle rajoute cette perfection qui, n'existant pas, fera toujours d'elle dans sa tête une « mauvaise » mère, ou une mère « moyenne », ce qui la fera souffrir, dans la mesure où il n'y a pas de rapport entre une « mère réelle » et la mère de son imagination.

Notre ego veut être spécialiste de l'existence. Mais cela est voué à l'échec car cette discipline n'existe pas. Voilà au moins deux des raisons qui lancent le mental dans l'accélération d'une roue infernale.

La vie est faite de maîtrise, de hasards, de contrôle, de contingence, de prévu, d'imprévu, de choses planifiées, de choses intempestives, de mouvements dirigés, de mouvements aléatoires. Rien ne peut changer cela. Le mental commencera à cesser de nous tourmenter quand nous aurons compris qu'il faut lâcher prise devant ce qui n'est pas, nécessairement, sous notre contrôle.

Vous êtes peut-être en train de vous dire : « *Oui, je sais bien, mais dans mon cas j'aurais dû… J'aurais pu.* » Vous êtes pris en flagrant délit de culpabilité que votre mental nourrit, et réciproquement. Vous faites de votre cas un cas spécial, absolument à part. Or votre cas et le mien correspondent à des millions d'autres.

Bien sûr je dis là une banalité. Et pourtant, même si tout le monde sait que l'on ne peut tout maîtriser de notre vie, au-dedans, en se regardant en face quelques instants, en étant un peu lucide, on voit bien quand même que cette volonté de tout maîtriser est là. Pour en sortir il y a un moyen : lâcher prise.

- Laissez partir ce qui doit nécessairement partir.
- Laissez passer ce qui passe naturellement.
- Ne résistez pas *inutilement*. C'est l'épuisement qui guette.
- Cessez de refuser la nécessité.
- Libérez-vous des tensions inutiles.
- Laissez le mental respirer.

Le problème est l'ego qui s'accroche. Quelle que soit sa dimension, il se place toujours au centre : qu'il soit surdimensionné en se flattant ou plus petit en se flagellant, l'ego est positionné au milieu de l'univers. De la certitude totale de soi au manque de confiance en soi, c'est l'ego qui mène la danse du mental qui s'affole.

La liberté : le silence du mental

Cet animal sauvage qui, finalement, nous contrôle et nous emmène où il veut nous prive de notre liberté. Car la liberté, c'est choisir par soi-même de faire, de penser, de décider, d'agir. Ainsi, si nous ne pouvons pas choisir d'avoir ce tourbillon mental, si nous ne pouvons pas le faire cesser ou au moins le ralentir, alors force est de constater que notre liberté est bien limitée.

Elle est limitée en effet parce que très tôt le mental s'impose et nous rend dépendant. En se posant comme l'essentiel, il nous coupe d'une grande partie du reste. Nos pensées incontrôlées nous séparent de nos capacités, nous coupent des potentialités que nous avons en focalisant notre attention sur le flux mental. Nous ne voyons plus le monde tel qu'il est mais tel que nous l'imaginons. Nous ne nous voyons plus vraiment nous-mêmes tels que nous sommes, mais tels que nous croyons être.

Le mental construit, invente, imagine, bavarde, anticipe, mouline, et pendant ce temps une partie du monde présent nous échappe. Nous ne pouvons le goûter, le vivre pleinement parce que nous sommes enfermés dans nos pensées. Nous gaspillons notre énergie à perdre ce que nous sommes, à perdre la profondeur des choses, à passer à côté de la vie. Quelle liberté, alors, avons-nous ?

Emprisonnés par ce tournoiement incessant, nous négligeons une grande partie de ce que nous sommes et de la réalité. Nous oublions ce que nous sommes.

Notre capacité à l'émerveillement, à la nouveauté, à l'approfondissement, à l'écoute des choses, tout cela perd de sa force, de son envergure et finit par ne laisser qu'une faible sensation de la réalité. Nous vivons non dans le monde, mais dans notre tête.

Le flux permanent du mental, de son bavardage, nous prive de notre liberté et de notre aptitude à vivre pleinement.

Nous avons déjà ce qu'il faut

Les personnes qui cherchent un équilibre dans leur vie ont tout à disposition. Le développement personnel, ou la quête du bien-être, ou tout au moins d'un mieux-être, ne requiert aucunement la connaissance d'un secret ou celle d'une longue connaissance. Nous avons tout à disposition, et chacun peut pratiquer par lui-même. Nous avons les deux choses dont nous avons besoin ici :

• notre corps ;
• notre aptitude à prendre conscience, à sentir pleinement.

Voilà tout ce qu'il faut. Peut-être une autre chose : prenez le temps. Laissez-vous prendre le temps. Vous le verrez, cela peut aller de 2 minutes à… tout le temps. Cela en vaut la chandelle puisque c'est là que nous pouvons éviter de nous laisser emporter par notre mental.

Nous avons tout ce qu'il faut, ici, maintenant, à disposition. Notre corps :

• tel qu'il est et non tel que nous voudrions qu'il soit ;
• tel qu'il est, non tel qu'on l'imagine ;
• tel qu'il est, non jugé selon des critères de beauté.

Laissons-nous sentir notre corps, juste le sentir, le vivre, le ressentir. Sans jugement. Sans verbaliser.

Laissons-nous être. Juste être. Cela est important parce que vivre son corps dans la sensation pure que l'on a de lui met à l'écart les jugements de valeur qui fortifient les malaises venant de notre propre jugement, du regard des autres dont nous faisons un juge critique.

Arrêter de stresser constamment

Le stress et les nerfs

Le stress

Quand nous sommes soumis à une agression ou à une modification subite et brutale de situation, tout notre être réagit psychologiquement et biologiquement afin de s'adapter, de mettre en place les moyens nécessaires pour s'en sortir. Selon chaque personne les effets sont plus ou moins ostensibles : la peur, l'anxiété, etc., avec les manifestations émotionnelles qui leur sont liées.

Le corps se mobilise pour l'adaptation : l'adrénaline, l'accélération du rythme cardiaque, la réaction musculaire, celle du système nerveux sympathique.

« Aucun être biologique ne peut demeurer de façon continue dans cet état d'alarme, trop coûteux et nocif pour l'organisme, d'où la nécessité d'une deuxième phase, dite d'adaptation ou de résistance[1]. »

---

1. Dr Marc Schwob, *Le Stress*, Paris, Flammarion, 1999, p. 18.

Le stress dure ; l'organisme augmente sa résistance en puisant dans des réserves d'énergie. Il fonctionne alors en « *surrégime afin de compenser le stress* ». C'est ainsi qu'au cours de cette phase « *apparaissent très souvent des maladies psychosomatiques* ».

Nous sommes naturellement très bien préparés pour réagir au danger. C'est grâce à cette réaction de l'organisme que l'espèce humaine a survécu. Suivons le tableau exposé par le docteur Marc Schwob dans son livre sur le stress. Voici les modifications de l'organisme lors d'une situation de stress, comme une menace par exemple.

- Au niveau cardio-vasculaire : augmentation de la fréquence cardiaque ; dilatation des vaisseaux sanguins au niveau des muscles ; dilatation pupillaire. Augmentation de la tension artérielle.
- Au niveau respiratoire : augmentation de la fréquence et profondeur de la respiration.
- Au niveau musculaire : augmentation du tonus.
- Au niveau cutané : rétrécissements des vaisseaux sanguins ; augmentation de la sudation.
- Diminution de la mobilité digestive (ou parfois l'inverse).

Tout cela est fait globalement pour répondre à une menace physique. Il est nécessaire d'agir. Les deux réactions naturelles sont l'attaque et la fuite. Cela permet de décharger les tensions avant qu'elles ne rongent l'organisme. Or, ces moyens ne sont pas propres à notre société. On se voit mal, dans le stress professionnel, attaquer son patron ou fuir, et heureusement. Chacune et chacun essaie alors de trouver des mécanismes pour gérer les situations. Au bout d'un moment on peut entrer dans une autre phase : l'épuisement.

Les réactions physiologiques et hormonales provoquées par un état d'urgence se calment à la fin de l'action. Cependant, la constance des pensées anxiogènes et des émotions négatives peut maintenir l'organisme dans cet état de tension. La persistance de l'adrénaline et du cortisol est néfaste pour notre santé.

« L'adrénaline, pour commencer : ses taux élevés augmentent la pression artérielle, le flux sanguin s'intensifie, les turbulences endommagent le revêtement interne des artères, le cholestérol sanguin (élevé en cas de stress) s'infiltre dans l'épaisseur des parois abîmées. »

Pour ce qui est du cortisol, sa présence constante a des effets nocifs : *« Le système immunitaire s'en trouve profondément désorganisé et la susceptibilité aux infections augmente. »* Ce n'est pas tout, mais arrêtons la liste. Le stress occasionnel est bon ; le stress chronique est nocif.

Pour éviter cet effet nuisible, la réaction au stress doit être rapide. Toutefois, cela n'est pas possible dans notre mode de vie. On ne peut toujours agir alors que l'organisme appelle à l'action. Ainsi, les tensions accumulées vont, si l'on peut dire, ronger notre organisme. Il peut s'ensuivre dès lors de l'hypertension artérielle, des problèmes digestifs, des problèmes de peau (psoriasis, eczéma) ou encore une baisse de la résistance du système immunitaire.

Les exercices de conscience proposés ici permettent de répondre à ces situations de stress qui durent. En agissant sur le système nerveux parasympathique qui ralentit l'organisme, on agit directement contre tout ce qui nuit à l'organisme lorsque l'état de stress est prolongé.

La respiration dans les ECCAP et les situations urgentes

Les exercices de conscience, que ce soit en situation d'urgence ou non, font la part belle à la respiration. Les émotions ont une influence sur la respiration, et inversement. C'est l'amygdale, petit noyau au cœur du cerveau, qui est impliquée dans les émotions. L'amygdale est essentielle pour la survie car elle permet des réactions rapides et immédiates. Aujourd'hui, nos réactions sont les mêmes que celles des hommes préhistoriques mais ce sont les situations stressantes qui ont changé : la pression professionnelle, la crise économique, la violence verbale, le chômage, les relations conflictuelles ont remplacé les prédateurs.

« Certaines de ses cellules [de l'amygdale] fonctionnent sur un rythme calqué sur la respiration : selon qu'on inspire ou qu'on expire, leur activité électrique change[1]. *»*

L'expiration apaise. C'est l'une des raisons pour lesquelles nous insistons sur l'expiration en la prolongeant. Ainsi, les exercices respiratoires de conscience influent sur nos émotions. Ils les calment et nous permettent de ne pas être débordés.

La respiration est faite d'amples inspirations et de longues expirations qui agissent sur le système nerveux. Deux parties de celui-ci nous intéressent ici.

- **Le système sympathique**, globalement, met l'organisme en état d'« alerte », en action. L'adrénaline, l'augmentation du rythme cardiaque et de la tension artérielle relèvent de ce système. Il est

---

1. Dr Frédéric Rosenfeld, *Méditer, c'est se soigner*, Paris, Les Arènes, 2007, p. 207.

impliqué dans les états de joie, d'enthousiasme, d'énergie, ainsi que dans les réactions à des dangers. L'activation de ce système est ainsi fondamentale. Il devient problématique quand il « déborde » et met l'organisme en surrégime.

• **Le système parasympathique**, quant à lui, ralentit l'organisme, relaxe les muscles, ralentit le cœur, fait baisser la tension artérielle, arrête la sudation, etc.

Des respirations longues et profondes avec insistance sur l'expiration ont des effets directs sur notre équilibre nerveux et émotionnel, ce que les médecines ayurvédique, chinoise et occidentale, entre autres, savent depuis longtemps.

« Chaque fois que vous vivez un stress, votre corps fabrique des substances augmentant la tension artérielle : les catécholamines (l'adrénaline et la noradrénaline) et les hormones corticoïdes[1]. »

Le docteur Rosenfeld ajoute dans son livre :

« Depuis plus d'un siècle, de très nombreuses recherches sur les animaux et les humains ont donc scientifiquement confirmé ce que notre intuition savait depuis toujours : le stress psychologique nuit à nos défenses antimicrobiennes. Il a un effet certain sur la facilité à attraper une infection, sur la durée de la maladie et sur son évolution[2]. »

Or, tout ce qui apaise l'organisme permet d'inverser les effets. C'est le cas des exercices de conscience corporelle proposés ici.

---

1. *Ibidem*, p. 215.
2. *Ibidem*, p. 228.

L'important est d'avoir un bon équilibre entre les systèmes nerveux sympathique et parasympathique.

Le mental épuisant : revenir au souffle

Cet exercice de conscience corporelle est très simple. Nous sommes la plupart du temps, dans notre journée de travail, concentrés sur nos actes, notre tâche, notre fonction. Notre énergie mentale est engagée pleinement. Ce qui est laissé de côté, oublié et ainsi négligé, c'est le corps. Nous le savons, il prend alors de mauvaises postures, le souffle est court, nous respirons mal. Le stress porte le corps à accumuler un nombre important de tensions dont on ne prend pas conscience sur le moment.

La seule chose dont nous avons besoin, c'est de prendre quelques secondes au moins, 2 ou 3 minutes si possible. Voilà qui est peu. Certes, mais quand on est engagé dans une activité qui requiert toute notre attention, cela n'est pas aisé.

La forte concentration, le stress, la pression engagent le mental qui, légitimement, s'épuise. Pour se « reconnecter » au corps, quelques secondes suffisent.

Respirer pleinement

- Cessez votre activité. Redressez un peu le dos. Expirez lentement par le nez. À la fin de l'expiration, rentrez le ventre à l'intérieur délicatement.
- Sans aucun effort, relâchez le ventre. Vous verrez que le simple fait de le relâcher fait entrer de l'air dans les poumons. Puis cela donne de l'élan, en douceur, pour continuer à inspirer par le nez, la poitrine s'ouvre, l'air entre, inspirez, inspirez complètement, tout le buste « s'élargit », s'ouvre jusqu'aux

clavicules. En même temps peut-être avez-vous ressenti un étirement du dos, des cervicales.

- Suspendez délicatement votre souffle pendant 2 secondes. Puis expirez en suivant le chemin inverse, l'air descend jusqu'au ventre qui rentre délicatement.

- Laissez cette respiration pleine et entière, complète et vitale, se mettre en place 4 ou 5 fois. Plus si possible.

Vous avez pris quelques petits instants pour faire cesser la tension mentale, ressentir le corps. Faire circuler la vie en vous.

Pratiquez cela le plus de fois possible dans la journée. Cela deviendra un moment de liberté. Si vous avez la possibilité d'allonger ces instants, n'hésitez pas. Augmentez un peu le temps de suspension du souffle en passant de 2 à 4 secondes. Puis, à la fin de l'expiration, quand le ventre est rentré, suspendez le souffle à poumons vides pendant 2 secondes. Tout se fait en pleine amplitude mais en douceur, sans blocage.

Voyez comme cela est simple et naturel. Il suffit juste de respirer, mais d'une manière inhabituelle, parce que nous avons trop souvent un souffle incomplet, court, sans envergure. En yoga, on appelle cela tout « bêtement » la respiration complète. Il s'agit de mettre en action les trois moments de la respiration qui n'en font qu'un.

La respiration complète

La respiration diaphragmatique

C'est la respiration avec le ventre, elle est fondamentale pour avoir une bonne oxygénation, une bonne relaxation.

Posez vos deux mains bien à plat sur le ventre. Paumes des mains bien en contact avec lui. Expirez et rentrez un peu le ventre. Puis lâchez doucement ; ressentez alors le mouvement des mains sur le ventre. Sentez sa souplesse, sa mobilité.

75

La respiration thoracique

C'est l'ouverture des côtes, de la poitrine. Elle participe à l'étirement du dos. On s'agrandit en respirant pleinement.

Placez vos deux paumes sur les côtes. Expirez puis inspirez en laissant les côtes s'ouvrir, s'élargir. Sentez l'amplitude de l'ouverture. Emplissez votre corps d'air. Ressentez.

La respiration claviculaire

Plus difficile à sentir. Le souffle monte tout en haut du buste, au niveau des clavicules. Le buste s'étire, le souffle monte à la verticale.

Placez la main droite sur la clavicule gauche et la main gauche sur la clavicule droite. Inspirez en étirant votre dos. Le mouvement inspiratoire est vertical. Sentez.

Laissez ensuite ces trois moments n'en faire qu'un. Ressentez le souffle, l'air, le mouvement ample, ouvert, fluide et souple.

La respiration complète unit alors les trois moments qui précèdent. Le souffle part du ventre, monte vers la poitrine qui s'ouvre et vers les clavicules. Le buste s'étire, s'ouvre.

À l'expiration il prend le chemin inverse et, à la fin, le ventre rentre doucement.

Laissez-vous remplir d'énergie par cette ample respiration.

Les effets

- Sur le système nerveux : il s'équilibre avec une diminution du stress.
- Sur le rythme cardiaque : les pulsations ralentissent.
- Sur le système immunitaire : l'oxygène nourrit le corps en profondeur.
- Sur la stabilité mentale : maîtrise de soi.

Tout cela sans médicament[1]. Les effets de la respiration complète sont très rapides. Mais pour qu'ils s'imprègnent en profondeur il convient de pratiquer le plus souvent possible.

Le mouvement respiratoire, progressivement, devient plus souple, mais ample ; plus fluide, plus continu. L'inspiration est une ouverture du corps. À la fin de l'inspiration, quand le souffle est monté tout en haut, la suspension se fait tout en douceur, sans aucun blocage. Comme la fin de l'éclosion d'une fleur.

À l'expiration, le souffle voyage dans le corps entier, le détend et, quand il se termine, le ventre entre tout en douceur, souplesse, sans précipitation. Tout s'accomplit de soi et le mental est pacifié.

Quand vous reprendrez votre activité, observez les effets.

Nous retrouverons plus loin cet exercice de conscience corporelle avec une ou deux choses en plus.

Le stress et les pensées automatiques

Le stress est provoqué par une situation d'agression, une situation difficile. Or cette situation peut durer, non telle qu'elle se présente, mais telle qu'elle sera dans notre pensée. Une fois la situation passée, elle demeure dans notre tête : on y pense, on rumine, on construit des scénarios. Le vécu, par exemple, d'une réunion pénible, d'une agression psychologique, de l'impossibilité de répondre ou de se défendre, de trouver une solution, nous met en situation de stress.

---

1. Cela ne veut pas dire qu'il faut arrêter de prendre des médicaments prescrits par un médecin. Continuez votre traitement, si vous en avez un. Il ne faut en aucun cas arrêter sans avis médical.

Mais celle-ci ne cesse pas à la fin de la réunion, car nous continuons à y penser. Nous lui donnons vie après sa disparition. Le stress, alors, persiste. L'organisme continue à souffrir.

Ainsi, le stress continue même en dehors de la situation pénible, et c'est la pensée qui le maintient et qui le fortifie. Ce mécanisme fait partie des pensées automatiques, qui sont nommées ainsi dans la mesure où elles se succèdent comme les secondes d'une horloge, incontrôlées et involontaires.

Pour savoir ce qu'est une pensée automatique, fermez le livre un instant, fermez les yeux, restez immobile et observez. Vous commencez très vite à constater des pensées qui arrivent sans volonté. Elles surgissent et s'imposent. Elles sont ainsi automatiques.

Dans les situations qui nous stressent, nous sommes amenés à être assaillis par ce genre de mécanisme qui rumine toujours la même chose et qui maintient le stress constamment.

Les exercices de conscience du mouvement au ralenti vont nous permettre de ralentir et même de faire cesser cet emballement du mental.

La conscience du mouvement ralenti

La plupart du temps nous sommes emportés par notre mouvement ; nous le savons, il se fait mécaniquement. La conscience du mouvement au ralenti permet :

• de se rendre compte que ralentir nous pose un problème. On ne maîtrise pas son corps. Il n'est pas « naturel » de se mouvoir très lentement. Ajoutons à cela que la lenteur est en général mal vue par le jugement, qui la qualifie négativement, si bien que nous ne sommes pas habitués à cela. Je ne parle pas de cette lenteur qui est gauche, sans précision, inefficace et désagréable pour celui qui est obligé d'être lent. Il s'agit de cette lenteur qui permet d'apercevoir notre difficulté à maîtriser nos mouvements ;

- de sentir vraiment les mouvements en nous focalisant dessus. Cela concentre le mental, approfondit la conscience et permet de se centrer.

On pourrait parler ici de « tai-chi[1] au quotidien ». La lenteur rend possible l'approfondissement de la conscience du corps, favorise le relâchement des tensions inutiles, ce qui permet de maîtriser son énergie.

Important ! Tous les exercices de conscience peuvent être pratiqués à tout moment, le temps que vous souhaitez ou que vous pouvez leur consacrer. Cela peut aller de 2 minutes à 1 heure ou plus.

Ils se pratiquent sans parler afin d'augmenter la capacité de sentir, de se concentrer.

Un acte quotidien : la lenteur

Prenez une action de la vie quotidienne. Servez-vous un café, un thé ou autre ; ou mangez, saisissez une fourchette, prenez l'aliment, portez-le à votre bouche, mâchez. Bref, toute action est possible. Puis, pendant quelques temps, cela peut aller de 1 minute à 1 heure, voire plus, faites-le *au ralenti*.

---

1. Le tai-chi chuan est un art martial chinois qui consiste à enchaîner un certain nombre de mouvements martiaux codifiés. Cet enchaînement est lent, continu, fluide. Il fait circuler l'énergie dans le corps.

Le mouvement lent

- Agissez lentement sans vous laisser emporter par la vitesse.
- Sentez bien le mouvement lent.
- Sentez l'espace que vous traversez.
- Dans cette lenteur, ressentez en même temps le relâchement ; l'espace intérieur se détend.
- Si cela vous met mal à l'aise (cela arrive), essayez de tenir un peu, puis reprenez plus tard.
- Prenez conscience que cela, d'abord, peut être difficile, mais qu'ensuite vous devenez plus précis dans vos gestes. Vous allez droit au but, avec précision et souplesse. Cette conscience du mouvement au ralenti permet de développer son adresse.

Si vous mâchez, sentez la mâchoire qui s'ouvre lentement, qui se referme progressivement, le contact avec l'aliment mastiqué, les dents qui se touchent.

Puis ajoutez :
- La conscience de la fluidité du mouvement, sans à-coups ; il s'agit d'un mouvement lent et continu.
- Dans le mouvement, ressentez ; les tensions se relâchent.
- Essayez de vous fondre dans le geste.
- Pour finir, restez immobile et prenez conscience de ce qui se passe à l'instant, les traces que cela a laissées à l'intérieur de vous.
- Enfin, ressentez l'ensemble du corps, toute la forme corporelle.

Pour approfondir

D'abord, prenez conscience pleinement du membre qui bouge, le bras par exemple, la mâchoire qui mastique si vous mangez. Puis, progressivement, avec l'habitude, placez votre attention sur l'ensemble du corps, en même temps.

Cela augmente votre capacité à être conscient et, non seulement à ressentir pleinement votre corps, mais en même temps à faire cesser le flux mental et la cohorte de pensées qui le constitue.

La marche au ralenti

Cette marche est bien connue des pratiquants zen. C'est la marche consciente : on ressent le contact des pieds, talons, pointes avec le sol, le mouvement du corps. Le zen l'appelle *kin-hin*. Il s'agit d'une marche lente faite entre les méditations assises. La main gauche est fermée, le pouce à l'intérieur, la main droite vient se placer par-dessus, le tout contre le plexus solaire. On marche alors en faisant de petits pas. En levant le pied, on inspire, en le reposant, on expire.

Dans ce que je vous propose, marchez quelques pas, mais au ralenti, sans changer le mouvement naturel du corps, donc sans modifier le balancement des bras qui se fait spontanément quand on marche à une allure plus rapide.

Vous observerez que, dès que nous marchons très lentement, le mouvement des bras a tendance à cesser. Nous nous retrouvons, soit avec les bras le long du corps, immobiles, soit avec des bras dont le mouvement est inversé par rapport à une marche plus soutenue qui se fait mécaniquement. Ainsi, au ralenti, nous perdons notre manière naturelle de marcher.

La marche lente

- Marchez très lentement et observez les mouvements immédiats du corps. Ne jugez pas, laissez venir.
- Placez d'abord votre attention sur les jambes ; elles bougent au ralenti.

Ressentez. Ne jugez pas, ne verbalisez pas. C'est juste une sensation. Faites plusieurs va-et-vient si vous êtes dans une pièce.

- Placez ensuite votre attention sur les mouvements des bras :
  - les épaules ;
  - le haut des bras ;
  - les avant-bras ;
  - les mains.

Vous pouvez faire l'un après l'autre puis l'ensemble en même temps. Ressentez.

- Ensuite concentrez-vous sur tous les membres en même temps. Tout le corps dans la marche au ralenti.
- Coordonnez les jambes et les bras comme quand vous marchez plus rapidement. Observez.

Pour approfondir

Pendant la marche lente en conscience, en même temps que vous ressentez le corps, prenez conscience de :

- l'espace que vous traversez ;
- l'environnement autour ;
- votre respiration.

Vous vivrez alors dans l'instant présent, car le bruit mental aura cessé. Tellement dans le ressenti de votre corps, que le flux des pensées n'aura pas la place de s'imposer.

Les mouvements isolés au ralenti

L'objectif est de ressentir une partie du corps dans un mouvement ralenti, sans que cela soit un acte de la vie quotidienne. Vous pouvez pratiquer assis ou debout en fonction de ce que vous souhaitez privilégier comme mouvement.

La tête

Dans cet exercice, nous allons tourner la tête de gauche à droite, ou l'inverse, peu importe, très lentement. Vous pouvez pratiquer assis ou debout. Les yeux sont fermés.

Placez votre attention sur la nuque, le cou, le relâchement musculaire. Les épaules restent immobiles. Procédez par étapes.

- Commencez par bien sentir la tête et le relâchement du visage. Desserrez les mâchoires. Sentez votre nuque. C'est une zone en général assez tendue. Laissez-la se détendre de l'intérieur.
- Commencez à tourner la tête très lentement. Pour l'instant votre attention est sur la nuque.
- Ressentez le ralenti.
- Ressentez le relâchement de la nuque.
- Placez ensuite votre attention sur la tête. Sentez pleinement.
- Laissez le cuir chevelu se relâcher sur l'ensemble de la tête. Parcourez mentalement toutes les zones de la tête. *Sentez*. Ne portez aucun jugement, aucun mot, ne verbalisez pas. Il s'agit juste de sentir.
- Ressentez ensuite en même temps la tête et la nuque.
- Sentez la détente de l'ensemble.
- Enfin, ressentez l'espace traversé.

Vous avez peut-être oublié... Avez-vous eu conscience en même temps de votre respiration ?

Si non, reprenez et ajoutez la pleine conscience du souffle, du va-et-vient de l'air. Sentez les sensations dans le nez au passage de l'air.

Pratiquez les yeux fermés, cela favorise l'intériorisation. Puis ouverts. Cela change la perception.

Vous pouvez commencer petit à petit si vous ne pouvez pas ressentir la totalité (tête, nuque, visage, détente globale). Commencez par l'un et progressivement ajoutez les autres.

L'agitation de votre mental ne trouvera pas d'espace pour s'immiscer. Vous la freinerez jusqu'à la faire disparaître.

Pour finir, fermez les yeux et sentez votre corps globalement. La respiration. Le mental est calme, débarrassé du tourbillon de pensées qui l'assaillent.

Les tensions dans la nuque se sont dissipées.

Les bras

Cette conscience se pratique debout. Les bras le long du corps. Fermez les yeux.
- Levez très lentement les bras, bien tendus, au ralenti. Montez jusqu'à ce que le dos des mains se touchent. Le mouvement est fluide et continu.
- Observez l'étirement au niveau des côtes.
- Sentez le mouvement en relâchant au maximum.
- Intériorisez-vous pour sentir le mouvement de l'intérieur. N'imaginez rien, ne verbalisez pas. Sentez tout simplement les membres au ralenti.
- Portez votre attention sur le volume des bras, sur l'espace intérieur mais sans rien imaginer. Laisser juste venir la sensation.
- Ramenez les bras avec la même conscience.
- Dès que les bras sont parallèles au sol, détendez les épaules.
- Sentez l'espace traversé.
- Revenez doucement au point de départ.
- Laissez le mouvement se placer. Nous sommes juste dans la sensation afin de faire taire le mental.

Les doigts

Nos mains, nos doigts, sont en constant mouvement toute la journée, tellement dans l'activité que nous n'en avons pas vraiment conscience. Nous ne sentons pas leur mouvement mécanique, automatique. Prendre conscience, c'est mettre à l'écart cet automatisme afin de s'immerger dans la sensation.

Levez les mains et placez-les devant vous, au niveau des clavicules, les coudes contre les côtes. Relâchez les épaules. Les mains sont ouvertes, les doigts tendus, les deux paumes se font face. Si vous avez une chaise à accoudoirs vous pouvez poser vos coudes, ou posez-les sur une table.

• Commencez à plier les auriculaires lentement.

• Pliez les annulaires.

• Les majeurs.

• Les index.

• Les pouces.

La main n'est pas totalement fermée, le mouvement est souple, en douceur, sans tensions.

Retour :

• Dépliez les pouces.

• Les index.

• Les majeurs.

• Les annulaires.

• Les auriculaires.

Ouvrez les deux mains, toujours en souplesse, sans tensions. Tout est continu et au ralenti.

Pendant le mouvement, prenez bien conscience de vos doigts, sentez, ne parlez pas intérieurement, ne verbalisez pas, ne jugez pas ; laissez juste venir les sensations qui se présentent.

Vous pouvez pratiquer d'abord les yeux ouverts en observant le mouvement. Puis les yeux fermés. Sentez. Le vécu est alors différent.

Après quelques mouvements, reposez les bras et les mains, détendez-vous, restez immobile et observez toutes les sensations qui demeurent dans les doigts et les mains.

Pour approfondir

Pendant le mouvement des doigts prenez aussi conscience de leur volume, à l'expiration laissez se placer une détente intérieure.

Sentez l'espace traversé.

Ressentez la globalité du corps. Sensation de l'unité corporelle.

L'agitation du mental habité par mille pensées s'est calmée parce que vous avez placé votre attention aiguisée sur vos mouvements. Vous êtes dans l'instant présent, dans la sensation et en même temps vous vous « réappropriez » votre corps. La conscience pleinement attentive à la sensation laisse un bien-être.

Le visage : la grimace au ralenti

Vous pouvez pratiquer debout ou assis. Fermez les yeux. Ressentez l'ensemble de votre visage, front, paupières, joues, lèvres, menton. D'abord l'un après l'autre, puis le visage dans sa globalité.

• Commencez lentement à contracter le visage.
• Froncez les sourcils.
• Remontez les joues.
• Les lèvres.
• Laissez se placer une contraction globale des muscles du visage.
• Restez dans la contraction quelques secondes.

Puis, *lentement* encore, détendez votre visage, progressivement. Observez, ressentez chaque partie du visage qui se relâche. Le mouvement est fluide et continu.

Insistons sur un point : contractez et relâchez lentement, progressivement et :
Sentez.
Sentez.
Sentez...

Pour approfondir

Sentez la contraction et la décontraction de l'intérieur. Le mouvement vient de l'intérieur. Ressentez :

- la surface du visage ;
- puis le fond du visage, sentez un peu l'intérieur ;
- les deux en même temps, surface et fond.

Le lent mouvement des paupières

Cet exercice de conscience est souvent considéré comme particulièrement difficile. Il l'est, certes, mais surtout parce que nous ne sommes pas du tout habitués à la pratiquer. C'est même une chose à laquelle on ne pense pas en général.

Il s'agit en fait d'un mouvement banal : ouvrir et fermer les yeux.

- Fermez les yeux. Portez toute votre attention sur les paupières, sur leur forme.
- Puis ouvrez-les, mais *lentement*. Essayez de contrôler cette lenteur. Ouvrez complètement.
- À présent, refermez les yeux aussi lentement que pour les ouvrir. Sentez la progression. Ils se ferment en douceur, sans tensions.
- Continuez plusieurs fois. Avec la pratique essayez d'augmenter le temps d'ouverture et de fermeture.

Les effets

- Augmentation de votre capacité de concentration.
- Le mental ne peut accaparer de « l'espace » pour des pensées toxiques puisqu'il est investi dans le mouvement.
- Découverte de sensations nouvelles.
- Découverte d'une autre forme de conscience.

Apaiser son mental

5

Cette partie laisse place entièrement à la pratique et vous offre toute une série d'exercices de conscience corporelle approfondie. Les premiers ont pour objet la « réappropriation » de son corps par la conscience du mouvement. Se réapproprier dans un sens métaphorique. Il s'agit de sentir ce qui n'est pas senti ; d'avoir la sensation de ce que l'agitation du mental nous fait oublier. Cette « reconnexion » au corps, ou, pour être plus précis, cette conscience retrouvée de notre connexion au corps, nous permettra de freiner les agitations incontrôlées du mental.

Je vous propose différentes manières d'avoir conscience du corps dans l'ensemble de ses mouvements, ce qui aura une influence directe sur l'harmonie corps-esprit.

Les effets

- Se recentrer.
- Calmer le flux psycho-mental.
- Faire cesser les pensées constantes.
- Développer ses sens.

La conscience du mouvement à vitesse « normale »

La marche classique

Vous marchez, par exemple pour une promenade ou pour aller travailler. La marche est « classique », on va dire à vitesse normale.

La marche consciente

Sentez :
- le mouvement des jambes ;
- le mouvement du bassin ;
- le mouvement du buste ;
- le mouvement des bras ;
- le mouvement de la tête.

Puis le mouvement global de l'ensemble du corps.

Sentez *tout* le corps.

C'est une marche en conscience. Laissez juste venir cette conscience du mouvement.

Pour approfondir

En même temps que cette conscience, vous pouvez ajouter d'autres éléments de votre environnement pour élargir votre concentration.

- Laisser venir les sons, tous les bruits qui se présentent ;
- puis les parfums environnants ;
- puis la qualité de l'air (chaleur, froid, tiédeur) ;
- puis les couleurs, ce que vous voyez ;
- et, enfin, tout en même temps.

Ce *en même temps* est la forme globalisée de la conscience. Nous ne sommes plus concentrés sur une chose en particulier mais sur l'unité de toute la réalité sensorielle à l'instant.

Votre conscience, ainsi, ne peut être parasitée par des pensées incessantes, par le mouvement d'un mental toxique. Nous sommes pleinement immergés dans l'instant présent.

La conscience de parler

Toutes les consciences qui ont précédé se sont faites dans le silence. Je vous propose maintenant un exercice de conscience pendant que nous parlons.

Précédemment le silence permettait d'affiner l'observation et le ressenti du corps. La parole ne risque-t-elle pas d'affaiblir la conscience ? Non. C'est juste une question d'exercice. Nous orientons différemment notre conscience.

Quand nous parlons, nous n'avons en général pas conscience que nous sommes en train de parler. Pas conscience non plus du corps. La concentration se porte sur ce qui est dit. Ici nous proposons de prendre conscience, au moment de l'échange verbal.

| Parler en pleine conscience

- Portez votre attention sur l'articulation. Ne vous laissez pas emporter par le débit de paroles. Restez concentré sur ce que vous dites, mais en même temps sur votre articulation, sur la prononciation des mots. Chaque son est précis, clair, distinct.
- Si vous avez tendance à parler vite, ralentissez un peu.

Les syllabes prononcées sont précises, les mots s'enchaînent de façon continue et fluide.

- Sentez le mouvement de la bouche, le flux des paroles distinctes que vous prononcez.
- Sentez que vous maîtrisez mieux, avec l'exercice répété, votre manière de parler.

Pour approfondir
Vous pouvez ensuite, tout en étant conscient de votre manière de parler, ajouter en même temps la conscience du corps, la sensation de l'unité corporelle.

Les effets

- Augmentation de la précision dans le débit de paroles.
- Vos interlocuteurs vous écoutent davantage.
- Stabilité et un gain de confiance en soi.
- Présence au monde.

La conscience dans les mouvements quotidiens

Cette conscience, que j'ai proposée précédemment dans le sport (voir p. 42), peut l'être dans tous les gestes de la vie quotidienne. Il suffit d'y prêter un peu attention. Que vous soyez facteur, menuisier, professeur, caissière, médecin, la liste est infinie, vous pouvez sentir votre corps, vos gestes.

© Groupe Eyrolles

Conscience des mouvements quotidiens

- Sentez, dans le mouvement, le maximum de relâchement possible.
- Laissez votre souffle se placer.
- Augmentez un peu l'amplitude de la respiration.
- Prenez conscience de la fluidité et de la continuité des mouvements, sans saccades.
- La précision s'installe. Observez les gestes qui ont moins d'à-coups, sont plus précis, moins en force, plus en détente.

Il n'est pas aisé de se concentrer sur son activité et en même temps sur le corps. C'est vrai. Mais il est possible de commencer un peu. À un instant où l'activité est moins intense, prenez juste un petit instant, 10 secondes pour :

- sentir le mouvement du souffle ;
- sentir l'unité corporelle ;
- à l'expiration, le relâchement des tensions.

La conscience du mouvement fluide

Si vous observez quelqu'un bouger, agir, être actif, ou si vous portez un peu l'attention sur vous, vous constaterez que nos mouvements sont souvent saccadés, secs, rapides. Notre corps, malgré les apparences, nous échappe. C'est pour cela que nous faisons tomber les objets, nous les cassons, nous nous cognons aux tables... Nous manquons de conscience et le corps agit presque seul.

De plus, la plupart du temps, le mental fait simultanément son travail en nous embarquant dans des pensées incessantes.

L'exercice de conscience qui suit est possible pour tous les mouvements de la vie quotidienne. Par exemple, pour se déplacer pour aller d'une pièce à une autre. La conscience consiste à sentir globalement son corps et à se mettre en mouvement avec fluidité, à savoir sans à-coups.

La fluidité des mouvements

- Si vous êtes assis, levez-vous avec le maximum de relâchement.
- Déplacez-vous sans saccades, avec détente.
- La sensation consiste à sentir une *continuité* dans le mouvement, donc pas d'arrêt brusque.
- Le mouvement est continu comme celui d'un ruisseau. Ininterrompu et « limpide ».
- Les gestes sont sans soubresauts, sans tensions internes. Ils ne sont pas hachés mais placés dans un mouvement unifié.
- Vous pouvez ajouter la sensation d'être léger.
- Vous pouvez mettre cette conscience en place pour tous les mouvements du corps. Marcher, manger, tourner la tête, lever les bras, croiser les bras.

Le *timing*

Dans nos déplacements, nous pouvons ajouter le *timing*. Il s'agit de coordonner le déplacement et sa finalité afin, arrivés au but, d'accomplir un geste sans attendre. Exemples :

- Je marche vers ma voiture. J'ai un sac sur le dos et ma clé dans la main. J'approche de mon véhicule. J'ouvre la porte à distance avec la clé, j'enlève le sac de mon dos. J'arrive, j'ouvre la porte et mon sac est prêt à être déposé sur le siège, pile au moment où j'arrive. Tout se fait de façon continue et précise.
- Je rentre dans la voiture, le mouvement est toujours fluide, la clé est prête pour le contact. Je mets ma ceinture sans saccades, le

geste est souple, continu, sans à-coups. La boucle arrive avec précision dans le mécanisme. Je me suis concentré pour cela. Mais sans tensions.

Le *timing*, dans tous les instants de la vie, c'est le geste, le mouvement qui atteint sa finalité sans qu'il y ait un arrêt. Tout se fait pile à l'instant adéquat.

Je constate alors l'augmentation de la précision des mouvements. Je constate que le mental n'a pas le temps de me harceler.

Les effets

- Précision.
- Corps moins tendu.
- Vie au présent.
- Calme du mental.

La dissociation corporelle

La dissociation corporelle consiste à prendre conscience du mouvement localisé d'une partie du corps tandis que les autres restent immobiles. Cela semble simple mais, en prenant bien conscience, en s'intériorisant, on se rend très vite compte que le reste du corps ne reste pas immobile.

Les effets

- Mieux sentir son corps en prenant conscience de chaque partie isolément.
- Approfondir la sensation du corps unifié.
- Se découvrir.   .../...

.../...

- Mieux maîtriser son corps.
- Découvrir de nouvelles sensations.
- Freiner les mouvements du mental.
- Vivre au présent.
- Mieux mettre en place l'économie d'énergie et le juste mouvement[1].

Deux choses sont importantes ici.

- La conscience de la partie du corps qui est en mouvement et celle du reste, immobile.
- Après le mouvement, nous restons immobiles un instant. La conscience se porte alors sur les *traces* que le mouvement a laissées. Il y a comme un « écho » du geste. À l'intérieur, vous sentirez cet écho, ces petites sensations qui « résonnent ».

Ce principe de dissociation corporelle se travaille à travers plusieurs exercices. Tout d'abord, vous allez apprendre à dissocier les différentes parties de votre corps, ensuite nous pourrons travailler plus finement en les associant, en les opposant ou en se concentrant sur une partie spécifique du corps.

Vous n'êtes pas obligé d'enchaîner tous les exercices. Il est possible de commencer par un seul, ou deux, ou trois, l'un après l'autre. C'est comme vous le souhaitez. Il est bien, ensuite, de les enchaîner tous afin de sentir la globalité du corps.

---

1. Vous pouvez retrouver le principe d'économie d'énergie p. 41 et le juste mouvement p. 95.

Une fois les exercices de conscience terminés, prenez quelques instants, immobile, pour sentir *tout votre corps en une unité.*

Dissocier les parties du corps

Pour que cela soit plus pratique, je suggère la position debout.

Les jambes sont un peu écartées pour être stable. Les bras le long du corps, les épaules bien relâchées, la tête droite, bien dans l'axe. Fermez les yeux un instant. Observez, ressentez.

- Le corps. Sa stature, le dos est droit, sans tensions. Ressentez toute la forme du corps, la globalité corporelle. *L'unité.*
- Sentez le volume du corps, l'espace intérieur. Juste une sensation.
- En même temps, prenez conscience de la respiration, douce, apaisée, sans effort.
- Puis sentez l'immobilité. Vous êtes debout, le corps est détendu et immobile.

Par étapes, vous mettrez une partie du corps en mouvement tout en conservant le reste du corps immobile et sans tensions.

La tête

- Tournez la tête d'un côté et de l'autre. Le mouvement est continu, fluide. Prenez conscience du mouvement et en même temps de l'immobilité. *Seule* la tête bouge.
- Changez de mouvement en bougeant la tête d'avant en arrière, comme pour étirer la nuque. Même principe, le reste du corps est détendu et immobile.

Les mouvements se font une vingtaine de fois. Mais ne comptez pas car cela détournera votre attention du corps.

L'épaule

- Toujours debout et relâché, levez l'épaule droite. Juste l'épaule, le bras reste inactif. Vérifiez l'immobilité totale du corps. Puis faites des cercles juste avec

l'épaule. Tout est inactif, le visage aussi. Ne tournez pas la tête pour voir l'épaule. *Elle est la seule partie du corps qui bouge.*
Même chose avec l'autre épaule.
Puis les deux épaules en même temps. Tout le corps est immobile et détendu. La concentration isole les épaules.

- Cessez tout mouvement. Restez immobile. Détendu, observez vos sensations. Sans porter de jugement, accueillez ce qui vient pendant un instant. Les traces que le mouvement a laissées.
- Levez le bras droit latéralement jusqu'à ce qu'il soit parallèle au sol. Ne montez pas trop l'épaule, elle suit juste l'axe du bras. La main n'est pas crispée. Montez et descendez tranquillement, pas trop vite. Votre conscience vérifie l'immobilité du corps. Le visage est relâché.

Faites le mouvement plusieurs fois. Même chose à gauche.

Le bras

Le prochain exercice de conscience consiste à lever un bras parallèle au sol et à faire des grands cercles vers l'arrière. Puis la même chose avec l'autre bras.

La concentration *isole* la partie en mouvement et le reste du corps qui est immobile, sans contraction.

La conscience est toujours dans la *simultanéité mobilité-immobilité.*

Le pied

- Toujours debout, décollez le pied droit du sol, levez la jambe devant vous, le genou monte, la jambe est pliée. Vous constaterez un travail sur l'équilibre, le pied gauche fait agir ses muscles pour stabiliser le corps. Votre conscience consiste alors à laisser le reste du corps inactif, les bras relâchés, les épaules détendues.
- Reposez le pied au sol. Le geste est fluide, sans à-coups, continu.
- Même chose avec la jambe gauche.

© Groupe Eyrolles

Le bassin et la taille

Le prochain exercice de conscience dissociée est une concentration sur la partie médiane du corps.

- Gardez bien les bras le long du corps, sans tensions. Faites des cercles à votre mesure avec le bassin. Par exemple : portez le bassin vers la gauche, puis devant, puis vers la droite, vers l'arrière et continuez comme cela afin de faire un cercle.
  Vérifiez que les parties du corps qui ne sont pas sollicitées restent bien immobiles.
  Faites plusieurs cercles dans un sens puis dans l'autre.
- Un peu plus difficile car cette dissociation concerne la taille. Il s'agit en fait de la fameuse danse du ventre. Ici la taille bouge indépendamment du buste qui reste droit, immobile, sans contraction, ainsi que les bras. La concentration consiste bien sûr à dissocier ce qui est en mouvement et ce qui reste inactif. Vérifiez votre visage. Repérez les tensions. Lâchez prise.

Sentez qu'un simple mouvement engage tout le mental dans :

- la fluidité du mouvement ;
- son relâchement maximal ;
- l'immobilité du reste du corps ;
- le doux va-et-vient du souffle.

Vous pouvez ensuite dissocier de toutes les façons possibles en mettant en place le principe de base. On dissocie la partie en mouvement et le reste qui demeure non seulement immobile, mais aussi détendu. Nous savons en effet qu'il est possible d'avoir des tensions sans bouger.

C'est une mise en place de l'indépendance des parties du corps.

Se faisant, la conscience reste concentrée sur l'instant présent et le mental, ainsi, se calme.

Avec la pratique régulière vous sentirez une meilleure connaissance de votre corps, de vous-même, de vos mouvements ; vous aurez plus d'acuité, plus de sensations. C'est une façon de découvrir son corps, de s'unir à lui, de le vivre pleinement.

Mais ce n'est pas tout. Vous sentirez aussi une meilleure confiance en vous. Étant beaucoup moins emportés par les agitations mentales, nous nous *recentrons,* nous replaçons la globalité de notre être dans l'axe solide, dans les fondations, d'où le renforcement de la confiance en soi, de la présence au monde.

La relaxation dissociée

Peut-être avez-vous déjà pratiqué cette relaxation qui est assez connue ? Il s'agit d'alterner une contraction et une décontraction afin de mieux sentir son corps.

La relaxation dissociée

On pratique en général allongé, mais on peut aussi être assis. Considérons ici la posture allongée.

La place du souffle : pendant la mise en place de la contraction, inspirez. Restez un moment en suspension respiratoire en même temps que la tension. Puis, en relâchant, expirez.

- Vous êtes étendu, les bras le long du corps, paumes des mains vers le ciel. Les pieds bien relâchés de chaque côté. Les yeux sont fermés. Observez un instant votre corps. Ressentez.
- Portez votre attention sur la jambe droite. Sentez. Puis contractez-la. La tension est assez forte. Contractez de la fesse droite jusqu'au pied droit.

- Maintenant observez tout le reste du corps. Il est *immobile et détendu*. Seule la jambe droite est contractée. Votre concentration consiste à dissocier la partie sous tension du reste.
- Puis tout le corps est senti, contraction-décontraction en même temps.
- Relâchez la jambe, elle se détend, bien abandonnée au sol. La conscience se porte alors sur les sensations qui se présentent, sur les traces laissées, sur le corps globalement.

L'exercice de conscience consiste à continuer ainsi avec :

- La jambe gauche. Ressentez ensuite les deux jambes du fessier jusqu'aux pieds.
- Le ventre, avec contraction de la sangle abdominale. Tout le reste du corps est immobile et détendu. Puis détendez le ventre. Ressentez.
- La cage thoracique et le dos. La tête, les bras et les jambes sont toujours relâchés. Puis détente. Observez.
- Contractez ensuite tout le buste en même temps, à savoir ventre-poitrine-dos. Vérifiez que le reste du corps n'est pas sous tension. Les jambes, les bras, la tête sont immobiles et relâchés.

Puis détendez tout. Accueillez les sensations qui viennent. Laissez venir.

- Même chose avec chaque bras alternativement, de l'épaule jusqu'à la main. Quand vous avez détendu ces parties du corps juste après la contraction, observez les sensations qui viennent dans l'immobilité.
- Puis le cou, la nuque, la tête. Même chose.
- Le visage. Sentez-le dans sa globalité. Puis contractez-le. La grimace prend place sur l'ensemble du visage. Tout le corps est détendu sauf le visage. Ressentez la dissociation.
- Puis détendez-le. Laissez venir les sensations.
- Enfin, après un instant d'immobilité complète, contractez tout le corps, des orteils jusqu'au visage. Sentez toute la tension : jambes, buste, épaules, bras, mains, tête, visage. Quelques instants. Suspendez le souffle.
- Puis lâchez, abandonnez totalement le corps au sol. Sentez, laissez les sensations venir sans les juger, sans les nommer. Observez dans le *silence intérieur*.

Vous remarquerez que le mental était au repos. La seule chose importante se mettait en place au présent, sans imagination, sans pensée parasite : il n'y a que la *sensation corporelle dans l'instant.*

La relaxation dissociée symétrique

Elle consiste à contracter et à relâcher chaque partie latérale du corps alternativement.

La relaxation dissociée symétrique

Vous êtes toujours allongé sur le dos dans la même posture que précédemment, les yeux fermés.

- Sentez l'ensemble du corps.
- Contractez la jambe droite, puis la partie droite de la sangle abdominale, le bras droit et l'épaule droite, la partie droite du visage en grimaçant.
- Portez votre attention sur toute la partie gauche qui est immobile, détendue. La dissociation gauche-droite et celle du relâchement et de la contraction en même temps.
- Observez. Ressentez pendant quelques instants.
- Détendez ensuite la partie droite. Elle se relâche. Observez, dans l'immobilité, les traces laissées, sans évaluer, sans juger.
- Même chose à gauche avec la partie droite détendue.
- Enfin, contractez tout le corps des pieds au visage. Puis détendez-vous, complètement, globalement.
- Laissez venir les sensations avec une observation toujours sans parole, sans jugement, sans commentaire. C'est *l'intériorisation silencieuse.*

N'est-ce pas une expérience nouvelle ? Peut-être avez-vous le sentiment que cela est difficile, ou facile. Peu importe, finalement. Ce qui compte est la découverte du corps, de ses capacités, des sensations, d'une certaine maîtrise de soi.

La pratique et la pure observation des sensations, voilà l'essentiel.

La relaxation dissociée asymétrique

Cet exercice de conscience développe encore plus la concentration, la sensation corporelle et permet ainsi d'augmenter la maîtrise du mental.

Il s'agit de mettre en place la même chose que précédemment mais avec une variante. Voyons comment procéder.

La relaxation dissociée asymétrique

- Allongez-vous sur le dos ; les yeux fermés, bras le long du corps avec la paume des mains vers le ciel. Les pieds bien relâchés de chaque côté.
- Ressentez l'ensemble du corps en restant bien immobile. La respiration est douce. Prenez le temps de sentir.
- Portez votre attention sur votre jambe gauche, de la fesse jusqu'au pied, et en même temps sur le bras droit, de l'épaule jusqu'à la main.

Vous constatez que nous sommes inversés par rapport à l'exercice précédent. Ici nous dissocions de façon asymétrique : gauche-droite.

- Maintenant, contractez la jambe gauche, du fessier au pied, et en même temps le bras droit, de l'épaule à la main.
- Toujours *en même temps*, ressentez la jambe droite et le bras gauche qui, eux, sont détendus, immobiles et sans tensions.
- Votre conscience sent pleinement la *simultanéité* entre la contraction et la décontraction. Ainsi :
  – contraction = jambe gauche et bras droit ;
  – décontraction = jambe droite et bras gauche.

- Maintenez la contraction quelques secondes soit en suspendant le souffle, soit en continuant à respirer.
- Relâchez progressivement, sans précipitation, tout en ressentant ce qui se passe dans le corps. L'attention reste toujours sur l'instant présent, le mental ne peut « partir » ailleurs.
- Quand toutes les tensions sont relâchées, restez un moment immobile en accueillant les sensations qui se présentent.

Puis on pratique l'autre côté.

- Prenez une pleine conscience de votre jambe droite, de la fesse jusqu'au pied, et en même temps de votre bras gauche, de l'épaule jusqu'à la main.
- Maintenant contractez la jambe droite, du fessier au pied, et en même temps le bras gauche, de l'épaule à la main.
- Toujours en même temps, ressentez la jambe gauche et le bras droit qui, eux, sont détendus, immobiles et sans tensions.
- Votre conscience sent toujours, pleinement, la *simultanéité* entre la contraction et la décontraction.
- Maintenez la contraction quelques secondes, soit en suspendant le souffle, soit en continuant à respirer.
- Relâchez progressivement, sans précipitation, tout en ressentant ce qui se passe dans le corps. L'attention reste toujours sur l'instant présent, le mental est totalement impliqué dans l'exercice de conscience.
- Quand toutes les tensions sont relâchées, restez un moment immobile en accueillant les sensations qui se présentent.
- Savourez les impressions.

Sentir les doigts

Cet ECCAP peut se pratiquer assis ou allongé, peu importe. L'important est que les mains restent bien immobiles. Qu'elles soient ouvertes vers le ciel, dos des mains en contact avec le sol ou avec vos jambes si vous êtes assis, il est essentiel de rester immobile.

Il s'agit d'approfondir sa conscience en sentant ses doigts, mais de manière dissociée.

Sentir ses doigts

- Les yeux sont fermés. Portez votre attention pleine et entière sur vos doigts. Comme vous ne bougez pas, rien ne distingue un doigt plus qu'un autre. Rien, si ce n'est le mental. C'est votre concentration, votre intériorisation qui va distinguer ce doigt. Passons-les en revue :
  - sentez le pouce, sa forme et son volume ;
  - sentez l'index, forme et volume également ;
  - prenez le temps. Pas de précipitation ;
  - continuez avec le majeur, l'annulaire et l'auriculaire.
- À présent, sentez tous les doigts en même temps, dans une unité. La sensation est globale. Votre respiration est douce ; elle accompagne la conscience.
- Toujours immobile, toujours les yeux fermés, portez toute votre attention exclusivement sur le majeur.
- Faites-en le tour mentalement. Sentez sa forme, son volume. Sa présence. Juste lui, rien que lui. Le souffle passe à l'intérieur.

Ici nous sentons les doigts individuellement, l'un après l'autre.

Cela peut sembler difficile au début, mais la pratique de la concentration vous permettra progressivement d'approfondir cette sensation.

- Puis même chose avec les autres doigts. Au gré de vos envies.
- Quand vous avez terminé, placez toute votre attention tranquille sur tous les doigts en même temps, puis sur la main dans sa globalité. Quelques instants.

La musculation périnéale

Pourquoi ne pas profiter des bienfaits de la tonicité du périnée tout en concentrant son mental sur cette musculation ? Les bénéfices sont ainsi doubles : on apaise la machine à pensées tout en travaillant les muscles qui ont une action sur les problèmes urinaires, sexuels et autres. On évite notamment ainsi la descente d'organes.

Le périnée est constitué des muscles situés entre le sacrum et les organes génitaux. Un périnée tonique et musclé est excellent pour la santé et permet notamment une sexualité plus épanouie. Lisons à cet égard le docteur Saldmann :

« Le périnée est essentiel aussi bien pour la continence urinaire que pour le plaisir sexuel. (…) Un périnée musclé contribue à éviter les douleurs lombaires, car les tensions pour soutenir les organes diminuent[1]. »

Par contre, un périnée faible peut entraîner plusieurs soucis : *« descente d'organes, incontinence urinaire, éjaculation précoce ou difficultés à éjaculer, absence d'orgasme chez la femme, poussées d'hémorroïdes ».*

Cette musculation peut se faire n'importe quand, dans la plus grande discrétion puisque rien ne se remarque. Vous pouvez pratiquer dans votre véhicule, dans le bus, le métro, chez vous, debout, assis, couché. Et cela prend quelques minutes seulement.

On peut repérer au moins trois zones :

- une proche du coccyx ;
- l'anus ;
- la zone vers les organes génitaux.

---

1. Dr David Saldmann, *Prenez votre santé en main*, Paris, Albin Michel, 2015, pp. 98-99.

Muscler le périnée

Je vous propose de pratiquer assis. La première fois, pratiquez chez vous, dans l'intimité, pour pouvoir utiliser la main pour bien localiser les zones et maintenir les yeux clos.

- Fermez les yeux. Ressentez votre assise, toute la partie en contact avec le siège.
- Placez votre attention sur la zone tout en bas de la colonne vertébrale, juste un peu en dessous du coccyx. Faites une série de petites contractions. Si vous avez du mal à sentir cette zone, placez deux doigts dessus au début. Contractez une vingtaine de fois ou plus pour sentir.
- Puis cette partie est plus facile à sentir, faites quelques contractions de l'anus. L'attention se place donc un peu plus bas. Sentez le muscle se tendre et se détendre.
- Après, toujours les yeux fermés pour bien maintenir la concentration, portez l'attention vers les organes génitaux. C'est la région propre au « stop pipi ». On est bien ici entre l'anus et ces organes mais plutôt vers l'avant.
- Faites plusieurs contractions. Il est peut-être difficile au début de sentir cette partie du corps, mais c'est la concentration et la pratique qui vous permettront progressivement de sentir cette zone essentielle.

Remarquez que le mental ne pense plus. Il se concentre sur l'exercice.

Maintenant travaillons à la remontée de tout le plancher pelvien. L'exercice consiste à contracter en même temps les trois zones repérées.

Expirez. Inspirez en contractant la zone du coccyx, anus, organes génitaux. Les trois sont contractés. Relâchez à l'expiration. Recommencez une vingtaine de fois en rythme avec le souffle.

La concentration s'approfondit dans la mesure où il faut éviter de contracter le ventre et le fessier. Tout le corps reste détendu pendant cet exercice. Nous retrouvons ici les ECCAP concernant la dissociation corporelle, qui sollicite la concentration.

Commencez en douceur, une vingtaine de contractions, deux fois par jour si possible.

Pour approfondir

- Expirez. Inspirez en contractant toute la zone déjà décrite, puis maintenez la contraction entre 3 et 5 secondes tout en suspendant le souffle. Cette suspension aide à conserver la tension musculaire.
- Relâchez en expirant lentement.
- Vous pouvez faire cela une dizaine de fois et, avec le renforcement dû à l'habitude, vous pourrez aller jusqu'à 20.
- Pratiquez progressivement. Plus le mental est impliqué, plus les progrès se font sentir.

Bien sûr il est difficile de pratiquer avec une pleine concentration si on s'exerce en effectuant une autre activité. Si vous conduisez, il vaut mieux se concentrer sur la route, cela va de soi ! À vous de choisir les moments les plus adéquats.

Les bienfaits de cette musculature ont été mis en évidence il y a bien longtemps par le yoga. La contraction et la décontraction continue s'appelle *asvini mudrâ*, et le maintien de la contraction *mula bhanda*. On les pratique dans les postures et dans les techniques respiratoires.

La relaxation

La relaxation a pour but de détendre le corps et le mental. Mais elle est aussi un approfondissement de la conscience du corps. Les ECCAP qui suivent ont pour finalité d'aiguiser la pleine conscience du corps. Vous verrez, c'est encore une expérience qui vous fera vivre des sensations inédites.

Relaxation et conscience du corps : la contraction infime

Cet exercice de conscience permet de développer une conscience que nous n'avons jamais. Une autre manière de sentir le corps.

Quand on bouge, quand on est en mouvement, il y a un moment dont on n'a pas conscience. Cela est légitime, car notre mobilité est trop rapide pour cela. Ce moment est celui du *commencement du mouvement*.

La conscience, ici, se porte sur cet instant des prémices du mouvement. Son début, ses premières « étincelles ».

Pour bien ressentir cela, l'esprit doit prendre une pleine conscience. Le mental, ainsi, ne peut vagabonder ailleurs. Toute la concentration est impliquée afin de ressentir cet instant.

Cette relaxation permet d'approfondir la conscience du corps.

Se relaxer : la contraction infime

Elle se pratique allongé sur le dos, bras le long du corps, paumes des mains vers le ciel. Les jambes rassemblées, les pieds relâchés de chaque côté. Les yeux sont fermés. La respiration est douce, sans effort. Il est bien de ressentir le volume des membres puis du corps globalement.

Ressentez la globalité du corps, le mouvement tranquille de la respiration.
• Prenez conscience de votre jambe gauche. Sentez la forme de la jambe.
• Ressentez le volume de la jambe. Il s'agit d'une sensation, sans image, sans commentaire.
• Faites une très légère contraction de la jambe. Progressivement, lentement. Ressentez ainsi les *toutes premières tensions du mouvement*, tout en douceur, progressivement. La contraction, cela est très important, est :
  – lente ;
  – douce ;
  – progressive.

Observez le processus continu de la légère contraction.

- Après un tout petit temps d'arrêt pour ressentir le relâchement du reste du corps, détendez-vous de la même façon : lentement, progressivement.
- La détente est ainsi très *lente*. Prenez conscience du *tout dernier* relâchement. Le tout petit moment où finit l'étincelle.
- Observez les sensations dans la jambe, de l'intérieur.

Observez la détente de tout le corps.

Nous faisons ensuite la même chose pour toutes les autres parties du corps :
- jambe gauche ;
- buste (ventre, poitrine, dos) ;
- bras droit (avec l'épaule) ;
- bras gauche (avec l'épaule) ;
- cou et nuque ;
- tête et visage.

Pour le visage :

- Ressentez pleinement l'ensemble du visage. Les paupières sont délicatement closes, sans tensions. Les mâchoires sont desserrées. La langue est relâchée.
- Progressivement, lentement, faites une très légère contraction du visage : front, paupières, joues, lèvres. Ressentez la très fine tension de l'intérieur.
- Observez les *premiers mouvements*, le début, l'étincelle qui donne le départ. Sentez la *naissance* du mouvement. Puis ressentez tout le processus.
- Après un tout petit moment d'arrêt, relâchez avec la même prise de conscience jusqu'à la fin complète du mouvement, jusqu'à la toute dernière tension. L'instant est subtil.
- Observez la globalité du visage dans l'immobilité. Laissez venir les sensations sans identifier, sans nommer. Nous sommes toujours dans la sensation complète.

Le sourire :

- Sentez plus précisément votre bouche, vos lèvres délicatement posées l'une sur l'autre. Faites mentalement le tour des lèvres. Observez leur contact.

- Puis, commencez doucement, lentement, graduellement, mais de façon continue, à esquisser un très léger sourire en sentant le *point de départ*, la *racine*. Sentez-le de l'intérieur.
- Le reste du visage est détendu. Sentez.
- Puis relâchez *doucement*. Observez les traces laissées par le sourire.

Tout le corps globalement

Pour terminer cet exercice de conscience, faisons la même chose mais cette fois-ci avec l'ensemble du corps. La très légère contraction progressive et lente concerne les jambes, le buste, les bras, le cou, la nuque, la tête, tout *en même temps*. Même chose pour la décontraction.

Il est important d'insister ici sur :

- la *lente progression* de la très légère contraction ;
- le *tout premier et doux élan* du mouvement ;
- la *toute dernière infime tension* au moment de la détente ;
- la pleine conscience subtile.

Les effets

- Le mental s'apaise. Il est investi dans la prise de conscience.
- Approfondissement des sensations.
- Découverte d'une forme de conscience nouvelle.
- Approfondissement de la relaxation.
- Développement de la confiance en soi.

Cela peut se mettre en place n'importe quand, couché ou assis, dans n'importe quel lieu.

Plus on pratique, plus on approfondit et plus cela devient aisé.

Relaxation et conscience du corps : le mouvement sans le mouvement

Cet exercice de conscience porte un nom qui met en avant une contradiction. Certes, mais voyons.

Nous avons précédemment mis notre corps en léger mouvement, en ressentant pleinement les prémices de la fine contraction. Ici, nous ferons comme si nous voulions bouger, mais *sans le faire.*

Autrement dit, nous ressentons notre corps qui va bouger mais nous demeurons pourtant immobiles. Nous sommes ainsi au seuil du mouvement, sur la frontière très fine qui sépare la mobilité de l'immobilité. Nous sentons alors à l'intérieur de nous quelque chose qui semble se mettre en tension mais qui ne le fait pas. Cela est très subtil.

Cet exercice de conscience requiert une intériorisation profonde. Le mental s'investit totalement dans la conscience corporelle. Il ne peut ainsi être toxique et nous emporter dans des pensées incontrôlées.

Cet exercice de conscience peut se faire assis. C'est d'ailleurs bien de le faire dans cette position.

Se relaxer : bouger sans bouger

Les membres les uns après les autres

La concentration se porte ici sur le principe expliqué en commençant par la jambe gauche.

- Vous êtes assis, les bras soit sur des accoudoirs, soit posés sur les jambes, les mains à plat sur les cuisses. Ressentez la globalité du corps.
- Ressentez votre jambe gauche, la forme de la jambe, puis son volume, l'espace intérieur.

- Après une pleine conscience de la jambe, vous avez juste l'intention de la bouger ; ressentez. Ne bougez pas. La jambe reste immobile mais, à l'intérieur, vous avez pris conscience que vous étiez à la frontière entre la mobilité et l'immobilité. Vous avez perçu une infime tension mais sans réelle tension, car nous sommes au seuil. Juste au seuil.

Vous pouvez mettre cela en place pour toutes les autres parties du corps.

Vous avez la sensation subtile que le mouvement va commencer, mais il ne vient pas. De l'intérieur, profondément, vous sentez ce seuil.

Pour la tête, vous pouvez sentir cela dans l'intention de la tourner à droite et à gauche. Ou de la baisser puis la monter, peu importe.

Ce qui est ressenti, c'est l'intention du mouvement.

Un exercice de conscience intéressant se fait avec le visage, les paupières, le sourire. Prenez bien conscience.

- **Le visage :** sentez votre visage de l'intérieur ; sentez à peine cette étincelle du mouvement qui va le faire grimacer dans sa globalité, mais ne grimacez pas. Vous sentez le tout début de l'énergie, à peine, mais le visage reste impassible.
- **Les paupières :** les yeux sont fermés. Les paupières sont délicatement closes, sans tensions. Sentez tout le contour des yeux. Tout est bien détendu.
  Sentez l'intention de les ouvrir. Sentez les tout premiers frémissements. Contrairement au paragraphe précédent où il y a mouvement, même si la contraction est très fine, ici il n'y en a aucun. Seul un *frémissement* de mobilité est senti.
- **Le sourire sans sourire :** les yeux sont fermés. Prenez conscience de vos lèvres délicatement posées l'une sur l'autre. Leur contact est très doux. La bouche est détendue. Le souffle circule paisiblement.
  De l'intérieur, sentez les infimes « bruissements » du mouvement. Mais les lèvres restent immobiles.
  Savourez.

Tout le corps en même temps

- Vous êtes assis. Même position que précédemment. Ressentez la globalité du corps.
- Prenez bien conscience de cette intention de vous lever. La totalité du corps, ressenti de l'intérieur, va se mettre en mouvement. Vous êtes au seuil, au bord des tensions nécessaires pour vous mettre debout, vous les sentez, elles se présentent à vous… Mais vous restez assis. Aucun mouvement n'a eu lieu.

Les effets

- Découverte d'une nouvelle forme de conscience.
- Découverte de sensations inédites.
- Calme mental.
- Maîtrise de la concentration.
- Meilleure confiance en soi.

Il est possible de s'exercer n'importe où, n'importe quand. La durée varie selon le temps que l'on a.

Il y a par contre un principe qu'il est bon de rappeler et qui vaut pour tous les exercices de conscience corporelle approfondie : il n'est pas nécessaire d'avoir une heure devant soi. En ce cas il y a de fortes chances qu'on ne pratique pas. Il suffit de 5 minutes. Après, bien sûr, pour approfondir, il est bien d'allonger le temps de pratique : 10, 15 minutes. Chacun le fait selon son souhait et son temps.

La relaxation bouche-gorge

Dans la mesure où nous sommes des êtres de langage, de parole, de communication, nous sommes amenés à beaucoup parler. Imaginons le nombre de mots prononcés par une personne durant une journée. Imaginons alors l'action musculaire que cela implique. Or, sans risque de nous tromper, nous pouvons dire que rares sont ceux qui prennent une conscience entière de cette zone du corps que constituent la bouche, la langue et la gorge, en considérant les mâchoires.

Cet exercice de conscience corporelle nous permet de découvrir une fois de plus des sensations nouvelles et d'approfondir globalement la conscience de soi.

Il peut se pratiquer allongé sur le dos, assis, voire debout. La concentration se porte sur la prise de conscience, sur le ressenti des zones en question.

Sentir la bouche et la gorge

- Les yeux fermés, sentez vos deux lèvres délicatement en contact l'une avec l'autre. Faites mentalement le contour des lèvres. Les tensions se relâchent progressivement.
- À présent, les mâchoires se desserrent. Les dents ne sont pas en contact. Ressentez alors, en parcourant les mâchoires, la détente qui se met en place. Si possible ressentez les gencives. La respiration est douce. Ressentez l'intériorité, le volume des mâchoires. Le souffle circule à l'intérieur.
- Maintenant, placez votre attention sur la langue. Approfondissez la sensation. Sentez sa forme et son volume. Elle est immobile. En expirant, sentez son relâchement. Elle se détend de l'intérieur. Le souffle expiré la relâche.
- La langue prend aussi place au fond de la gorge. Sentez maintenant cette partie. La gorge. Faites-en le tour mentalement, mais sans image. Sentez seulement. À l'inspiration, douce et paisible, la gorge se relâche, l'espace à l'intérieur s'ouvre. La détente s'approfondit à l'expiration. L'intériorité s'élargit.
- Avec cette ouverture et la détente globale de la bouche et de la gorge, le souffle circule mieux ; l'espace libre le laisse passer dans un mouvement continu.

La traversée du souffle

Il s'agit de ce moment où le souffle passe dans le corps. Cette sensation peut être difficile au départ mais la pratique la met progressivement en place.

Le relâchement du corps dans la relaxation se fait à l'expiration. Or ce souffle expiré va circuler à l'intérieur du corps afin d'approfondir la détente et l'harmonie avec le corps.

Cet exercice de conscience corporelle se pratique allongé sur le dos, les bras le long du corps, paumes des mains vers le ciel, les pieds bien relâchés.

Il convient de rester immobile, les yeux fermés dans la conscience du corps. Vous pouvez aussi pratiquer assis, le dos bien calé, les pieds posés au sol. Les épaules et les bras bien détendus, soit sur des accoudoirs, soit les mains posées sur les cuisses, les avant-bras sur les jambes.

Respirer dans le corps

- Commençons, dans cette posture du corps, par un petit voyage à l'intérieur. Prenez conscience de votre corps, de sa forme, de son volume. Sentez.
- Repérez alors, en allant de la tête aux pieds, les tensions qu'on ne sent pas. Dans cet ECCAP, progressez en partant d'une jambe, puis l'autre, puis le bassin, le buste, les épaules et les bras, le cou, la nuque, la tête et le visage. Vous pouvez procéder membre après membre, ou, si vous n'avez pas le temps, les deux jambes en même temps, puis les deux bras ensemble.
- Inspirez avec le ventre et la poitrine, amplement. Expirez alors lentement en laissant le souffle passer dans la jambe droite.
  Le souffle est comme un ruisseau continu, fluide, progressif, ample ; expiration, il circule, coule à l'intérieur et, au passage, la détente s'approfondit. Faites-le deux ou trois fois.

© Groupe Eyrolles

- Même chose avec le reste du corps, puis avec l'unité corporelle. C'est la traversée du souffle dans tout le corps.
  Ici vous choisirez en fonction de vos préférences. Soit le souffle passe en même temps dans tout le corps à l'expiration, soit il circule d'abord dans la tête, puis il descend dans les bras, le buste, les jambes.
  Vous pouvez expérimenter les deux.
  C'est un ruisseau d'air qui voyage en vous.

La conscience de la suspension du souffle

Dans le yoga, on pratique la suspension du souffle. Il s'agit tout simplement de ce qu'on appelle l'apnée. Nous inspirons, nous prenons une certaine quantité d'air, puis nous suspendons le souffle.

La concentration consiste à ressentir le corps rempli d'air, de la tête aux pieds, mais sans tensions. L'apnée peut porter à se contracter, à se crisper. L'intériorisation met en place le contraire : détente, relâchement, sensation de l'énergie intérieure.

À l'expiration, nous laissons doucement le souffle se répandre dans le corps. Puis il y a cet instant relaxant de la suspension du souffle mais, cette fois-ci, à poumons vides. Quelques instants durant lesquels l'intériorisation nous porte à approfondir la détente, à lâcher prise plus subtilement.

Il s'agit surtout de prendre le temps de se sentir respirer et vivre. Ce temps d'écoute, de « regard » sur soi. Cette relation intime affaiblit le mental tourbillonnant qui nous coupe de la réalité et, ici, de la réalité corporelle.

Retenir le souffle

- Fermez les yeux. Inspirez amplement mais en douceur. Suspendez le souffle *progressivement*, sans blocage. Sentez votre corps plein d'air ; rempli de souffle, d'énergie, le corps dans sa globalité.
Restez ainsi un petit instant, quelques secondes.
- Expirez *lentement*. À la fin de l'expiration restez à poumons vides sans prendre d'air. Sentez. Le corps se relâche en profondeur.
Faites cela une dizaine de fois. Plus, si possible.

Le mental est pleinement investi.

La conscience entre les souffles

Les exercices de conscience corporelle approfondie permettent, entre autres, d'observer des instants qui échappent en général à notre attention, soit parce que nous y sommes tellement habitués que nous avons perdu toute perception, soit parce qu'ils sont rapides, soit parce qu'ils sont considérés comme accessoires.

Les ECCAP nous portent à penser que rien n'est insignifiant. L'exercice qui suit propose de porter son attention sur des instants tellement courts que la conscience les néglige totalement. On ne peut, d'ailleurs, les percevoir dans la vie courante car notre attention se porte légitimement sur l'action. Pour ce faire il est mieux de pratiquer assis ou allongé, immobile, détendu. Nous allons porter notre attention sur quelque chose qui peut surprendre, mais vous verrez, c'est très intéressant.

Nous allons ressentir l'instant qui sépare l'inspiration et l'expiration, puis celui qui sépare l'expiration de l'inspiration.

Voyons ici en position couchée. Si vous êtes assis, l'important est que le corps soit bien relâché.

Sentir entre les souffles

- Allongez-vous sur le dos, les yeux fermés, les bras le long du corps, paumes des mains ouvertes, les jambes rassemblées, les pieds bien relâchés de chaque côté. Observez votre corps immobile.
- Expirez doucement, sans effort. Puis inspirez... Mais, avant, portez votre attention sur l'instant infime où l'expiration s'achève et où commence l'inspiration. Ne vous arrêtez pas, continuez de façon fluide à respirer. Cet instant est fugitif, évanescent, et c'est précisément là que se porte l'acuité de notre attention. Sentir cette fine frontière qu'on ne sent pas d'habitude. Sentir cette ligne subtile que la conscience n'a pas le temps de saisir dans la vie courante.

Voilà peut-être des instants nouveaux, le moment où ce qui concentre notre attention n'est plus ce qui est long, « normal », habituel, mais ce qui est évanescent, court, insignifiant et qui devient pourtant la visée de notre conscience.

Prendre une pleine conscience de cette frontière approfondit notre capacité à vivre au présent, à être ici et maintenant.

À la fin de l'inspiration, il y a ce moment où elle s'arrête pour que l'expiration se fasse. La conscience est dans cet instant d'arrêt très court, infime. Même chose pour la fin de l'expiration.

La conscience du dos

Le dos est cette partie du corps que nous ne voyons pas, à moins de nous contorsionner devant la glace ou de placer deux miroirs pour l'apercevoir dans le reflet. Or c'est sans doute le dos qui est le plus victime des tensions. Le mal de dos est souvent appelé mal du siècle. Des lombaires jusqu'aux cervicales, l'axe vertébral est très souvent une zone de contractions, de la simple contraction à la hernie discale en passant par la lombalgie, le mal de ce dos « caché » est une véritable plaie. Les contrariétés de la vie ont tendance à prendre racine dans cette partie du corps sans que nous en ayons véritablement conscience. Le mental est envahi par des pensées stressantes continues qui nous perturbent à tel point que nous somatisons. Le dos, alors, devient le socle qui supporte toute la charge, mais le poids est trop lourd. Le mental doit alors se mettre en retrait.

Sentir le dos

L'exercice de conscience corporelle qui suit peut se faire allongé sur le dos (vous pouvez vous installer sur votre lit si vous le souhaitez, sauf s'il est très mou) ou assis. Les deux sont intéressants à pratiquer car ils changent la perception. Le premier permet de sentir le contact du dos avec le sol.

- Allongé sur le dos, les yeux fermés, les bras de chaque côté, la paume des mains vers le ciel, les pieds bien relâchés de chaque côté. Laissez le souffle se placer, la respiration se fait par le nez, en douceur.
- Commencez par juste sentir le contact du dos avec le sol. Puis sentez la nuque. Placez votre attention sur cette zone ; sentez la forme, sentez l'espace intérieur. Le volume.
- Après cette sensation, inspirez avec le ventre puis expirez lentement en sentant l'air qui se répand à l'intérieur de la nuque. Le souffle passe *à l'intérieur* et relâche les tensions.

« Laisser le souffle passer à l'intérieur » n'est peut-être pas facile au départ. Il faut juste s'y habituer. Certains pratiquants du yoga me le font remarquer : « Que signifie faire passer à l'intérieur ? » Dans la relaxation, le relâchement se fait à l'expiration. Il s'agit alors de sentir le mouvement de l'air qui passe dans le corps et qui, au passage, détend la tension[1]. C'est le ruisseau d'air.

- Descendez ensuite vers le haut du dos pour ressentir l'arrière des épaules, les omoplates, les vertèbres dorsales qui descendent jusqu'au milieu du dos. Observez. Puis le souffle, l'expiration, fait passer l'air dans le dos, qui se détend au passage.

- Avec cette conscience du dos, laissez venir toutes les sensations, agréables ou désagréables. Si vous sentez une tension, ne portez aucun jugement. Observez-la simplement. Inspirez avec le ventre puis expirez dans la zone de tension.

- Le souffle circule à l'intérieur de cette zone qui se relâche progressivement. Respirez plusieurs fois dans cette zone tendue. Expiration longue : détente.

- Continuons en descendant vers le bas du dos. Les lombaires. Prenez conscience de la zone. Respirez avec le ventre. Sentez les zones de tensions. Juste une sensation.

- À l'expiration, le souffle passe à l'intérieur, dans les tensions et les relâche lentement, progressivement.

- Sentez, dans le relâchement, le dos qui s'abandonne au sol, qui « s'ouvre » et se libère. Votre attention est dans l'espace intérieur qui lâche prise. Voyagez dans cette pure sensation du dos, observez ce qui s'y passe, tensions, douleurs ou non, laissez-le, avec le souffle, se détendre à l'expiration.

- Enfin, observez l'ensemble du dos, nuque, partie haute et partie basse en même temps. L'unité du dos. Harmonisez-le avec la respiration douce, avec le ventre. Sentez.

Et le mental ? Dans cette intériorisation de votre concentration dans le dos, les pensées toxiques n'ont pas « la place » de s'immiscer. Elles se calment et se retirent. La respiration avec le ventre détend le mental.

---

1. Nous avons vu plus haut dans ce chapitre la traversée du souffle (p. 116).

La conscience du cuir chevelu : les trois points

Nous n'avons sans doute pas l'habitude de ressentir profondément cette zone de la tête. Or, dans la continuité de ce que nous venons d'exposer, cette partie de la tête peut être dans une tension inconsciente.

Sentir le cuir chevelu

- Fermez les yeux. Laissez le souffle se placer. Expirez ; le mental conscient s'unit au corps et la détente se met en place. Tout le cuir chevelu se relâche. Sentez-le de l'intérieur.
- Dans ce relâchement, le visage aussi se libère. Sentez la peau qui se déride. Cette libération descend jusque dans la nuque.
- Tout le contour de la tête se décrispe, s'ouvre, respire. La nuque, l'arrière et le haut de la tête, les côtés, la zone des oreilles qui descend jusqu'au commencement des mâchoires et tout le visage.
- Sentez tout d'abord chaque partie l'une après l'autre. Puis prenez une pleine sensation de tout en même temps. *L'unité.*
- Le souffle, à l'expir, détend.

Pour approfondir

- Vos yeux sont toujours fermés. Sentez la globalité de la tête, du cuir chevelu, de la peau.
- Portez votre attention très légèrement à l'intérieur. Votre conscience est à un centimètre à l'intérieur du visage. Observez.
- Même chose pour le haut de la tête, l'arrière, les côtés, la nuque. La conscience est à un centimètre à l'intérieur et observe.

Si vous faites une très légère contraction, très fine, à peine, de l'ensemble de la peau, de l'ensemble du cuir chevelu, peut-être sentirez-vous mieux cette sensation de l'intériorité.

Juste une douce et subtile tension, très lente, très progressive.

Puis observez vos sensations. N'est-ce pas une expérience inédite ?

Travaillons maintenant sur les trois points.

- Gardez une pleine conscience de la tête. Placez votre attention sur le point entre les sourcils. Il se détend, expirez. Il se relâche. Sentez-le de l'intérieur. Le front est parfaitement détendu. Le souffle circule dans ce point. Restez un instant dans cet espace où l'air passe et relâchez-vous.

- Maintenant, placez votre attention au niveau de la fontanelle, au sommet du crâne. Sentez l'intérieur, toujours une simple sensation. Le souffle y passe, détend. Sentez la libération de cette zone. Prenez le temps.

- Puis votre attention va dans ce point qui sépare, à l'arrière de la tête, le crâne et les vertèbres cervicales. Bien au centre, un peu à l'intérieur. La respiration est douce, et le souffle va dans cette zone. Un lâcher-prise se met en place. Ça se détend. Laissez cette zone s'ouvrir en expirant.

- Enfin, tout en ressentant toujours la globalité de la tête, sentez ces trois points en même temps, libres, ouverts, détendus. Sentez le souffle, l'énergie qui circule à l'intérieur. Les espaces sont libres.

Cet ECCAP permet de se détendre globalement, de se libérer des tensions qui prennent place dans ces zones. Et le calme mental...

La méditation sur le corps

Nous avons, au début, évoqué l'unité corporelle, le volume unis au souffle[1]. Pour finir, je vous propose de revenir un instant sur cela. Nous avons tout : le corps, la conscience, la respiration.

---

1. Vous pouvez retrouver l'exercice p. 56.

Sentir l'unité du corps

- Fermez le livre. Cessez tout mouvement. Quelle que soit votre position, ne changez rien. Assis, allongé, debout. Peu importe.
- Fermez les yeux. Laissez la pleine conscience de tout votre corps se mettre en place : la forme corporelle, le volume, l'espace intérieur. C'est l'harmonie corps-mental. Observez.
- Sentez la position des jambes, du buste, de la tête. C'est la sensation de l'un.
- En même temps sentez le doux va-et-vient, sans effort, du souffle naturel, spontané. Sentez alors l'harmonie.

Corps-Mental-Souffle

Résoudre des situations de crise

Les ECCAP dans les situations urgentes

Ces exercices de conscience peuvent être pratiqués dès que le flux de pensées toxiques surgit, quels que soient le lieu et l'activité. Cela peut se faire dans le cadre professionnel ou privé. Qu'il y ait mouvement ou immobilité, que l'on soit debout, assis, en train de marcher ou autre, la conscience du corps reste possible. Au sein d'une foule, seul, dans le bruit ou le silence, chacune et chacun peut sentir son corps, s'unifier, faire « corps » avec lui. Le corps est toujours présent, toujours « sous la main ». Cette constance en fait sans doute le support le plus efficace pour se recentrer.

La réunion pénible

Vous devez assister à une réunion que vous vivez comme désagréable : exposé à faire, présence d'une ou de plusieurs personnes que nous n'aimons pas, critique que vous redoutez, etc.

Alors ça commence, l'idée de la réunion envahit votre mental. Vous ne pensez plus qu'à ça, tout le reste est en retrait. Le pouls accélère, la sueur, le mal au ventre, l'estomac est noué, le stress vous presse. Le corps s'emballe en même temps que le mental, mais ce corps, malgré tout, nous n'en avons pas conscience. Certes il est là, là parce que le ventre est dérangé ; là parce que la respiration est courte, mais le mental est occupé ailleurs, alors la mauvaise posture du corps, le souffle court, les hormones du stress ne l'intéressent pas vraiment : ce qui préoccupe, c'est cette réunion redoutée.

Dans ce cas, ne nous laissons pas emporter par cette vague. Recentrons immédiatement notre attention sur ce mouvement du corps qu'est la respiration.

Vous avez le temps

Par exemple une matinée ou la journée pour vous préparer. Le mental commence à s'agiter. Voici un premier exercice de conscience très efficace.

La respiration complète rythmée

La respiration se fait en général mécaniquement. Ici prenez conscience de votre souffle. Nous sortons de l'automatisme en plaçant notre attention exclusivement sur le mouvement respiratoire. Toutes les respirations qui suivent se font par le nez.

- Asseyez-vous un instant. Immobile.
- Fermez les yeux.
- Desserrez les mâchoires, relâchez la langue, la gorge, sentez l'espace à l'intérieur pour le passage du souffle.

- Tout le visage se détend.
- Les yeux sont clos, sans tensions, délicatement.
- Placez votre attention sur les narines à l'intérieur.
- Sentez les sensations que l'air laisse en passant, à l'expiration et à l'inspiration.

Faites cela quelques instants puis augmentez considérablement votre inspiration et votre expiration.

- Inspirez profondément en comptant 4 secondes avec le ventre, puis la poitrine, puis les clavicules (partie supérieure de la poitrine), ce que nous avons déjà vu précédemment. L'inspiration est pleine et entière.
- Quand vous êtes « plein » d'air, très délicatement et progressivement vous suspendez le souffle. Vos poumons sont pleins. Comptez 4 secondes de suspension.
- Expirez très profondément sur 4 secondes ; à la fin de l'expiration, rentrez délicatement le ventre à l'intérieur. Tout l'air est sorti.
- Comptez 2 secondes à poumons vides.
- Puis relâchez le ventre, l'air entre, monte dans la poitrine, l'inspiration est complète.

Prenez pleinement conscience de tout ce qui se passe dans le corps :

- le mouvement du ventre (qui sort et rentre) ;
- l'air qui pénètre dans les narines ;
- la poitrine qui s'ouvre ;
- le buste qui s'agrandit ;
- le dos est droit ;
- la tête est droite ;
- la posture du corps est ouverte ;
- à la montée du souffle, le corps s'agrandit.

Reprenez ce cycle autant de temps que vous pouvez. Au moins 2 minutes si possible.

Le rythme 4/4 est important (un temps correspond à peu près à une seconde, plutôt plus que moins), il agit comme un métronome. Le mental est concentré sur cela et ne vagabonde pas ailleurs. Il est concentré sur les sensations que la respiration ample laisse dans le corps.

La respiration allongée

Même chose, mais cette fois-ci le rythme change. Au lieu d'inspirer sur 4 temps et d'expirer sur 4 temps, vous inspirez sur 4 temps et vous expirez sur 8. L'expiration est donc deux fois plus longue que l'inspiration : 4/8.

Le relâchement du corps et du mental se fait profondément à l'expiration. C'est là que la détente se met en place. Il y a une action sur le système nerveux parasympathique, qui ralentit et calme l'organisme.

Les pensées diminuent, votre attention est dans le corps uni au souffle, dans son mouvement ample et entier.

Pour mobiliser davantage votre conscience et faire cesser l'agitation du mental, ressentez :
• le va-et-vient du souffle ;
• les sensations dans le nez ;
• en même temps, l'unité du corps, sa posture, sa détente intérieure. Souffle et corps sont unis.

Immergés dans cette profonde respiration, vous ferez cesser le bruit mental. La respiration complète apaise le corps et l'esprit. Les bénéfices sont exceptionnels.

Allongeons encore. Si vous le pouvez (ne forcez pas au-delà de vos possibilités, elles augmenteront naturellement avec la pratique), mettez en place :
• un rythme 6/12, inspiration sur 6 temps et expiration sur 12 temps ;
• puis un rythme 8/16, inspiration sur 8 temps et expiration sur 16 temps.

Avec ces respirations complètes vous travaillez votre capacité respiratoire et vous débranchez en même temps la machine à pensées. Vous arriverez à respirer entre trois et cinq fois par minute. C'est le ralentissement du souffle dans l'approfondissement.

Vous n'avez pas le temps

On vous informe que la réunion a été avancée, ou il s'agit d'une réunion non prévue. Vous n'avez que quelques minutes devant vous. Si possible isolez-vous un petit instant et pratiquez ce qui suit.

Expirer longuement

Inspiration et expiration toujours amples, pleines, entières. La poitrine s'ouvre, le corps s'étire. Ici, pour accélérer la détente, prolongez le plus possible l'expiration.

- Inspirez sur 4 ou 6 ou 8 temps, selon vos possibilités (rappelons qu'un temps correspond à une seconde, plutôt plus que moins).
- Expirez sur 8 temps au début, 4 ou 5 fois.
- Puis expirez sur 10 temps.
- Si possible, expirez ensuite sur 12 temps.
- Pour ceux qui le peuvent, sur 16 temps (ne forcez pas).
- Si vous le pouvez, installez le rythme suivant : 8/16.

Chacun le fait à sa mesure, selon ses capacités. L'important est le relâchement ; l'essentiel est d'activer le système parasympathique, non de forcer.

Non seulement cette conscience permet de canaliser le mental, de faire cesser son agitation, mais en plus vous développez votre capacité respiratoire, ce qui est un plus fondamental. Vous pouvez pratiquer cela dans le premier cas, celui où vous avez le temps.

129

Sentir les battements du cœur

Je vous invite à un petit voyage au centre de la poitrine, vers le cœur. Quand le mental s'affole, le corps suit. Les effets sont nombreux, dont l'accélération du rythme cardiaque. Allons sentir ce cœur.

- Si possible, allongez-vous sur le dos (sinon assis), les bras de chaque côté, paumes des mains vers le ciel, les pieds bien relâchés. Les yeux sont fermés.
- Restez immobile. La respiration se place tranquillement. Respirez par le nez. Sentez le mouvement du ventre qui accompagne le souffle, les sensations du passage de l'air dans les narines. Votre attention se porte sur cette présence de votre corps immobile, sur le mouvement respiratoire.
- Sentez maintenant votre poitrine. Juste une sensation. Sentez sa présence. Quelques instants.
- Puis, mentalement, descendez un peu à l'intérieur, au centre la poitrine. Ressentez cet espace intérieur. Toujours juste une sensation.
- Le souffle continue en douceur. Vous êtes toujours immobile. Votre attention au centre de la poitrine. Et là, en conservant un mental clair, vide de pensées, laissez venir à votre sensation les battements du cœur. Qu'ils soient rapides ou non importe peu. Laissez venir. Sentez.
- Sentez à l'intérieur les battements. Puis, au moment de l'expiration, sentez le souffle expiré se répandre dans le cœur, circuler au centre de la poitrine, la remplir d'énergie. En même temps, la détente s'approfondit.

Si vous n'arrivez pas à ressentir les battements du cœur, cela n'a pas d'importance. C'est la pratique qui vous permettra de sentir de plus en plus profondément.

Par contre, ce que vous remarquerez, dans tous les cas, c'est que votre intériorisation a calmé les agitations du mental.

La peur de l'avion

Nous allons bientôt prendre l'avion. Avant c'était encore loin. Prendre l'avion dans deux mois, un mois, une semaine, deux jours. Là le mental commence à s'affoler. C'est pour bientôt. Alors on s'y voit, dans l'avion, dans les turbulences et on s'imagine, finalement, qu'il y a une défaillance. Ça y est, c'est l'accident… Dans notre tête. Le scénario est conçu, organisé, et la finalité quasi certaine : le crash.

Tout de suite, nous le savons, nous allons entrer dans un « film » dont nous sommes l'acteur et le metteur en scène, et dont le lieu est notre mental. Sans attendre, ne nous laissons pas encore emporter par le tourbillon. Recentrons-nous sur ce mouvement du corps : la respiration.

Avant le vol

En général, on a le temps puisque le vol est programmé. Mais pas toujours. Si c'est votre cas, n'hésitez pas à pratiquer les exercices de respiration vus ci-dessus. En voici un autre.

La respiration alternée

Chez vous, après avoir préparé vos affaires. Cela est important, car il faut éviter tout stress pour conserver les bénéfices de l'exercice de conscience par le souffle. Après vous n'aurez plus qu'à ouvrir la porte de chez vous pour vous rendre à l'aéroport.

Une demi-heure avant de partir, à peu près, commencez par le rythme respiratoire suivant : 4 temps d'inspiration et 4 temps d'expiration.

Après une dizaine de respirations, passez à 4 temps d'inspiration et 8 temps d'expiration.

131

Si cela est difficile restez à 4/4. Ne forcez pas. La pratique améliorera progressivement votre capacité respiratoire.

- Asseyez-vous confortablement. Le dos est droit mais sans tensions, la tête droite, les yeux fermés.
- Sentez votre corps dans la posture. Poitrine ouverte mais avec le minimum de tensions.
- Expirez profondément en rentrant un peu le ventre.
- Relâchez le ventre.
- Laissez l'air entrer sans tensions avec le ventre.
- Inspirez en ouvrant la poitrine, les côtes s'ouvrent.
- Inspirez jusqu'aux clavicules, comme si vous vouliez faire monter vos poumons à la verticale.
- Avec le pouce droit, bouchez la narine droite.
- Expirez par la narine gauche.
- À la fin de l'expiration, rentrez un peu le ventre.
- Inspirez par la narine gauche avec le ventre en le relâchant.
- Puis le souffle monte, se répand dans le corps ; l'inspiration est complète, avec le ventre, la poitrine, les clavicules.
- Suspendez délicatement la respiration ; vos poumons sont remplis d'air. Votre corps est plein d'air, d'énergie. Comptez 2 ou 4 temps de suspension.
- Bouchez la narine gauche avec l'index ; expirez avec la narine droite. Sentez les sensations dans le nez. Le lent et tranquille passage du souffle.
- À la fin de l'expiration, marquez 2 temps d'arrêt à poumons vides.
- Puis de nouveau, inspirez avec la narine droite.
- À la fin de l'inspiration complète (ventre, poitrine, clavicules), comptez 2 ou 4 temps de suspension.
- Bouchez la narine droite et expirez avec la narine gauche. Et ainsi de suite.

Le processus est le suivant :
- j'expire par une narine ;
- j'inspire par la même narine.

Et donc :
- – j'expire à droite, j'inspire à droite ;
- – j'expire à gauche, j'inspire à gauche.

Quand le cycle est bien mis en place, en inspirant ressentez les sensations que l'air laisse en passant dans la narine.

Pour terminer le cycle, inspirez par la narine droite et expirez par les deux narines.

Au début, il faut s'habituer un peu au mouvement, mais les bénéfices sont importants.

Pour approfondir : la dissociation gauche-droite

Avec cette respiration alternée (gauche-droite) nous pouvons nous concentrer sur la partie gauche et droite du corps, indépendamment l'une de l'autre.
- J'inspire à gauche.
- Je sens l'ouverture du ventre et des côtes gauches.
- Je sens la partie gauche de la poitrine qui s'écarte.
- L'air entre à l'intérieur, je sens l'espace qui s'ouvre dedans.
- Pas de concentration sur la partie droite.
- Même chose pour l'inspiration à droite. La concentration se porte exclusivement à droite.
- À l'expiration à gauche, sentez le souffle qui circule à l'intérieur du corps et qui détend. Même chose à droite.

La concentration se place sur ce mouvement dissocié gauche–droite. Le mental, occupé à cette sensation du souffle et du mouvement, n'a plus le temps de s'agiter.

Les effets sont remarquables, car le souffle profond agit directement sur notre équilibre.

Essayez de respirer comme cela une dizaine de minutes, si possible 20 minutes. Les effets seront plus profonds.

Sur le chemin de l'aéroport, dans le véhicule, placez une respiration complète (avec les deux narines), ample, avec le ventre, la poitrine, les clavicules. Ne forcez pas, laissez le souffle se mettre en place. Expirez profondément, inspirez profondément.

Laissez le calme se répandre.

Cette respiration alternée peut être faite pour toutes les situations désagréables de la vie. On peut même ajouter que cet exercice de conscience, comme tous ceux présentés dans ce livre, peut être pratiqué dans tous les moments de la vie, agréables ou non. Les mettre en place le plus souvent possible nous recentre, nous équilibre, nous stabilise.

Les effets

- Le mental cesse son agitation, car vous vous concentrez sur le geste.
- L'exercice de conscience respiratoire équilibre le système nerveux. Cela calme et donne de l'assurance.
- Vous reprenez possession de vos moyens.

Dans l'avion : que faire maintenant ?

Commencez par le voyage que nous avons fait au début, celui de l'unité corporelle, des formes, du volume, de la pleine conscience de l'unité (voir p. 54).

Accompagnez ce voyage par la respiration complète (voir p. 126).

Laissez doucement mais amplement le souffle entrer en vous, se répandre, fluide, souple. À l'expiration, laissez le corps et le mental se détendre et lâcher prise, sentez l'instant présent.

La respiration complète se fait par le nez, on sent mieux alors les petites sensations laissées dans les narines.

Puis revenons si vous le voulez à la respiration alternée. On peut encore l'approfondir. C'est exactement la même chose que ce qui précède, sauf qu'on ne bouche pas les narines.

La respiration alternée approfondie

Assis, les yeux fermés, le dos droit bien placé, la poitrine ouverte.

• Expirez par les deux narines. Puis inspirez à gauche mais sans boucher la narine droite. C'est une respiration qui approfondit la concentration dans la mesure où les deux narines sont libres, mais focalisez toute votre attention exclusivement sur la narine gauche. Si possible écartez-la un peu. La conscience se place sur les sensations que l'air laisse en passant dans cette narine. Oubliez la droite.

• Puis expirez par la narine droite sans boucher la gauche. La concentration fait comme si la narine gauche était bouchée. Toute l'attention est à droite, dans la narine ; sentez l'air qui passe, qui circule. Oubliez la gauche.

Cette respiration est subtile et demande une intériorisation qui augmente la sensation du corps, le vécu corporel et fait cesser les agitations du mental.

Cette respiration peut se faire dans l'avion car on ne bouche pas ici les narines. On a juste l'apparence de quelqu'un qui se repose les yeux fermés.

Dans l'avion, vous pouvez aussi pratiquer la respiration de la cohérence cardiaque que nous verrons un peu plus loin (p. 151).

Les idées obsédantes d'un mental harceleur

Une idée ou une pensée est obsédante dès lors qu'elle tourmente par sa présence permanente dans l'esprit. Cette répétition qui ne cesse pas vient perturber la vie. Le plus souvent nous oublions le reste et, bien sûr, le corps. L'obsession provoque des effets nuisibles :

- le stress négatif, car les tensions rongent le corps de l'intérieur ;
- la tension artérielle, qui peut augmenter ;
- le cortisol (hormone du stress) ;
- la déprime, etc.

Le corps s'emballe à cause d'une pensée continue. Il s'agit de quelques idées ou même d'une seule qui reviennent en boucle dans le mental et causent le même problème : la rupture avec le réel présent. Ce genre d'obsession revient souvent dans les moments d'inaction, après le travail, au moment des loisirs… On se retrouve en *stand-by* et la rumination commence.

- Je pense tout le temps à l'un de mes collègues qui est méprisant.
- Je pense sans cesse à l'ambiance à mon travail.
- Je culpabilise pour telle ou telle raison.
- Je vais échouer à mon examen ou à mon entretien.

Ça y est, la pensée surgit, se répand, s'étale. Elle prend toute la place dans notre vie. Elle est tellement présente qu'on peut la voir dans nos yeux. Plus rien ne compte. Ça mouline au-dedans. Nous n'entendons pas ceux qui nous parlent, ou peu. Nous n'avons pas conscience que notre cœur bat plus fort et que des tensions se mettent en place. Tout est crispé, mais la seule chose qui habite notre mental, c'est l'idée obsédante. Elle est là, chantonne en boucle, comme un refrain pénible dont on ne peut pas se débarrasser. C'est la rumination.

Ici le corps n'est pas considéré. Or, comme l'idée obsédante est nocive, le corps en reçoit l'impact, comme nous l'avons vu. L'influence sur la santé se fait sentir.

Dans les moments d'obsession, nous perdons notre sensation corporelle. Toute notre vie se concentre sur la rumination. Nous proposons, ici, de détourner l'attention de l'esprit afin de le porter sur la conscience du corps.

La respiration debout : la montagne

Cet ECCAP, comme beaucoup d'autres, peut se pratiquer à n'importe quel moment de la journée.

- Debout, les bras le long du corps. Les épaules bien relâchées. Le corps détendu.
- Expirez. Puis inspirez par le nez, le souffle part du ventre. Levez les bras latéralement. Le mouvement des bras se fait en même temps que l'inspiration. Regardez devant vous, la tête droite, la nuque étirée.
- Le souffle vient dans la poitrine qui s'élargit. Les bras continuent de monter. L'air emplit le corps qui s'agrandit.
- Les bras arrivent en haut, à la verticale. Le dos des mains se touchent si possible. Les épaules s'ouvrent.

- La globalité du corps va vers le ciel, en pleine amplitude. L'étirement s'est fait avec la montée progressive du souffle. Le haut du dos est libre, ouvert. Le corps et le mental sont grandis comme une montagne.
- Rentrez un peu le ventre et remontez-le délicatement vers le haut.
- Suspendez le souffle 2 secondes. Puis expirez en relâchant le ventre. Lentement toujours, progressivement, par la bouche. Sentez le passage de l'air contre les lèvres. Ramenez alors le bras latéralement. Rentrez légèrement le menton et la poitrine. Entrez un peu le ventre à la fin de l'expiration. Prenez le temps.
- Puis relâchez doucement le ventre, le souffle monte, le corps se déploie, s'agrandit, les bras se relèvent. Tout éclôt comme une fleur. Vers le ciel.

Les effets

- Respiration énergisante.
- Étirement.
- Confiance en soi.
- Calme mental.

L'expulsion de l'air : la puissance du souffle

- Faites la même chose pour ce qui est de l'inspiration. Le souffle monte pleinement tout en levant les bras.
- Puis, au lieu d'expirer lentement, expulsez rapidement l'air en ramenant les bras. Expulsez avec la poitrine et le ventre en le rentrant *d'un coup*. Tout sort puissamment avec la bouche ouverte.
  C'est ce que demande le pneumologue qui mesure la capacité respiratoire de ses patients. Il leur demande d'expulser l'air d'un coup.
- Puis de nouveau inspirez lentement, amplement. Et expulsez tout l'air en un coup.

Cela, avec l'expérience, augmente la sensation de la puissance respiratoire.

Les douleurs du corps

Nous avons tous, plus ou moins, des petits maux dans notre corps : mal au pied, au ventre, à la tête, etc. Cela est très fréquent. C'est parfois occasionnel, parfois c'est plus continu. Or dès que nous ressentons une douleur, le mental est immédiatement focalisé dessus. Cela est légitime, il faut s'en occuper, notre attention est alertée.

Cependant, en général, plus nous nous portons dans la douleur en râlant, en nous crispant, en nous mettant en apnée, plus la douleur se renforce. Nous accentuons le mal physique qui se double d'un mal mental.

La crampe

La crampe est une douleur assez fréquente. Prenons la crampe du mollet. Vous êtes au lit, vous dormez et à peine dans le sommeil vous la sentez venir, impossible de l'arrêter, ça monte, le mollet gonfle, se bloque et la douleur, forte, s'empare de tout le corps, du mental qui s'agite, tout se crispe, le souffle cesse, c'est presque l'apnée.

Le mental fait son travail : on jure, on invective la crampe, les mains serrent les draps, on espère dans sa tête la fin de cette contraction. Le mental galope… Demain j'aurai mal…

En fait nous faisons spontanément tout le contraire de ce qu'il faudrait faire. En effet, la crampe est localisée et met tout le corps à rude épreuve par la crispation généralisée.

Vous sentez que la crampe arrive, elle monte tellement que vous ne pouvez pas l'arrêter, elle se met en place, le mollet est complètement contracté. Il est urgent d'agir.

Soulager une crampe

- Inspirez très profondément. Complètement. Le ventre bouge, la poitrine s'ouvre.
- Expirez profondément.
- Inspirez profondément.
- Expirez profondément.
- Continuez ce cycle en restant concentré sur une pleine et ample respiration.

Cette longue et profonde respiration agit sur la détente, sur le système nerveux. La douleur est toujours là, oui, mais restez concentré sur la respiration complète qui calme le mental et détend le corps, malgré le mal.

Continuons.

- La respiration est bien placée.
- Vous avez bien inspiré. Maintenant expirez longuement, les yeux fermés, en faisant mentalement passer le souffle dans le mollet. À l'expiration, l'air descend du haut du corps et passe dans le mollet, comme un ruisseau d'air qui coule et qui pénètre dedans.
- Le souffle circule à l'intérieur. Ça lâche. Continuez plusieurs fois. Ça lâche au-dedans.
- Sentez le mouvement ample du souffle. Sentez son passage dans le corps, sentez le relâchement. Le mollet se dégonfle, se relâche, vous le sentez de l'intérieur, il cesse sa prise, doucement…

Avec la pratique vous arriverez de plus en plus rapidement à placer cette respiration malgré la douleur. Et vous verrez, de plus, que cette douleur sera de moins en moins longue. Elle passera plus rapidement.

Pour approfondir

La crampe arrive. Vous avez immédiatement placé votre respiration ample et profonde qui circule dans la partie douloureuse. En même temps :

- les yeux fermés, ressentez autant qu'il est possible l'ensemble de votre corps.

Il n'y a pas que le mollet qui existe. Votre conscience n'est plus accaparée par une partie mais par l'ensemble ;

• essayez. Ressentez.

Il s'agit ici, en définitive, de ne pas se focaliser sur une partie, même si elle est douloureuse, mais d'élargir sa conscience en sentant tout le corps, en respirant pleinement, en détendant dans la douleur.

• La douleur est passée. Profitez du plaisir que cela donne. Continuez à respirer. Le corps est détendu.

Dans cet exercice de conscience l'expiration est longue. C'est là que le relâchement se fait.

Le mal de dos

Une autre forme de douleur est celle occasionnée par un souci qui persiste. Le plus fréquent est le mal de dos. Souvent lié au stress, aux tensions nerveuses, à un corps qui n'en peut plus, le mal de dos est extrêmement fréquent. Il y a naturellement des degrés dans la douleur, du « simple » mal constant, mais qui n'empêche pas de vivre normalement, à la hernie discale, en passant par la lombalgie, les intensités et la gravité diffèrent. Il faut avoir un examen médical complet pour identifier avec certitude le problème.

Les exercices de conscience qui suivent permettent de soulager des douleurs, de prendre un peu de distance. Même si la douleur persiste, nous essayons de la vivre différemment afin qu'elle ne nous gâche pas la vie.

Avec le mal, le mental s'emballe nécessairement : « *J'en ai assez... De toute façon ça me tuera... Je ne m'en sortirai pas...* » Tout le corps participe à la douleur. Il s'ensuit des tensions, contractions physiques mais aussi mentales. Le mental toxique nous embarque dans des pensées négatives qui amplifient le mal-être.

La première conséquence de la douleur est d'attirer toute notre attention. Le mental se focalise dessus. Bien sûr que ça fait mal, mais le fait de se concentrer totalement dessus, de se crisper plus que nécessaire, de contracter tout le corps ne fait qu'augmenter la douleur.

Dès que vous ressentez la douleur, prenez conscience de tout le corps. Constatez que tout est sous tension, tout est crispé. Et la respiration ? Elle est sans doute diminuée.

Soulager le mal de dos

- Commencez par respirer pleinement. Une inspiration par le nez, ample, laissez le ventre bouger, la poitrine s'ouvrir, la nuque s'étirer.
- Portez votre attention sur vos deux jambes. Elles se détendent. Continuez à respirer. Sentez le buste, le mouvement du ventre qui accompagne le souffle.
- Ressentez le haut du corps, épaules, bras, tête. La respiration fluide et ample continue.
- Fermez les yeux un instant et ressentez l'ensemble de votre corps. C'est la sensation de la globalité corporelle.

Nous proposons plusieurs fois cette sensation. Elle est importante. Elle élargit la conscience qui, de ce fait, n'est plus focalisée sur une partie. La douleur est bien sûr toujours là, mais elle n'est plus « seule » ; elle ne monopolise plus l'attention. Elle prend place dans un ensemble.

- Puis *respirez*. Inspirez pleinement par le nez. Laissez l'air entrer, la poitrine s'ouvre, le corps grandit, inspirez complètement. Suspendez le souffle 2 secondes.
- Expirez, par le nez, en prenant le temps. L'expiration est longue, elle traverse le corps, passe dans la douleur. Ça lâche. Expirez. Rentrez le ventre à la fin de l'expiration, tout en douceur, sans blocage.

Il est important que le souffle passe dans la zone douloureuse. Fermez les yeux. Sentez le courant de l'air chaud à l'intérieur de votre corps.

En ne donnant pas toute notre attention à la douleur, celle-ci n'est pas nourrie par une attention qui monopolise notre mental. La conscience est élargie.

Puis :

• sentez, en même temps que le corps global, le monde autour, les parfums, les sons, les couleurs, etc. Ainsi la douleur est une partie dans un grand tout.

Les douleurs ont différentes intensités. Mais, quoi qu'il en soit, pratiquer cela ne peut en aucun cas faire empirer la situation. Cela ne peut que l'améliorer.

Le mal de tête « classique »

Les maux, qu'ils soient de tête ou autre, entraînent toujours le mental dans son tourbillon : « *Ça recommence… je ne m'en sortirai pas… encore ce mal de tête… ça va gâcher ma soirée…* », etc.

Pour ce souci fréquent, les exercices de conscience qui précèdent peuvent être pratiqués. On peut ajouter un exercice de respiration. Le mal de tête arrive. Au saut du lit, ou à un autre moment. Vous pouvez pratiquer couché, assis ou debout en étant immobile ou en bougeant.

Soulager le mal de tête

• Inspirez profondément par le nez. D'abord avec :
  – le ventre, il sort un peu dans son mouvement ;
  – la poitrine, les côtes s'écartent, la cage thoracique s'ouvre ;
  – le haut du buste avec les clavicules qui montent à la verticale vers le ciel.
  L'inspiration se fait sur 4 temps.

- À la fin de l'inspiration, suspendez en douceur le souffle pendant 4 secondes. Les poumons sont pleins.
- Expirez très profondément par le nez sur 8 temps si possible, sinon sur 6. Pendant l'expiration, faites passer mentalement le souffle dans la tête. L'espace à l'intérieur se relâche. Le souffle est comme un ruisseau qui circule dans le corps, ici plus spécifiquement dans la tête.

Faites plusieurs cycles comme cela. Placez bien votre attention là où ça fait mal et faites passer lentement le souffle au-dedans.

Voir aussi « La conscience du cuir chevelu » : les trois points p. 122.

La migraine

Vous avez remarqué que très souvent nous évoquons la respiration pour canaliser le mental, calmer le système nerveux, détendre le corps, réduire la douleur ? Pensez à tout le travail respiratoire que font les femmes enceintes qui vont bientôt accoucher. Cela permet à la fois de mieux accoucher, de bien pousser, d'avoir l'énergie, d'oxygéner tout le corps, et le bébé, d'ailleurs, en profite aussi.

La migraine est une douleur affreuse. Elle surgit comme un ennemi sans pitié qui fait « exploser » la tête. J'en sais quelque chose. Et quand elle arrive, notre premier réflexe, légitime, est d'avoir peur, de se crisper, de raidir le corps, de bloquer la respiration et le mental s'affole « *encore… ce n'est pas possible… je vais encore souffrir… toute la journée est foutue* ». Cela est normal.

Je ne présente absolument pas les exercices de conscience qui suivent comme un remède à la migraine. Je vous livre mon expérience. Cela a été efficace sur moi mais je ne peux pas affirmer que cela fonctionne à coup sûr pour tout le monde. Par contre je vous propose d'essayer, et vous verrez. Chaque cas est particulier. Mais vous ne perdez rien à essayer.

Deux choses sont à mettre en place :

• la respiration (toujours elle) ;

• la relaxation.

On reste toujours anxieux à l'idée d'avoir une migraine, comme d'ailleurs une lombalgie, ou toute autre douleur pénible. Alors le mental s'agite, il prévoit, anticipe et, au lieu de nous sortir de là, il nous enfonce encore plus, même quand il n'y a pas de crise. Alors ça mouline dans le crâne, surtout quand la crise arrive.

La respiration

C'est la pratique du *prânâyâma*[1] en yoga qui m'a fait découvrir l'impact de la respiration sur la migraine et sur les maux de tête en général. Il existe une technique respiratoire appelé *Kapâlabhâti*, qui signifie en sanskrit, à peu près, « faire monter la lumière en haut », autrement dit au cerveau. Cette technique met en place une hyperventilation. C'est comme si l'on rattrapait une respiration restée insatisfaisante pendant longtemps, courte et saccadée.

| *Kapâlabhâti* : soulager la migraine 1

La crise arrive. Vous la sentez arriver.

• Asseyez-vous, le dos bien droit, poitrine droite mais avec le minimum de tensions. Fermez les yeux.

---

1. Il s'agit de techniques respiratoires dans le yoga.

- Inspirez pleinement. Laissez tout le corps s'ouvrir.
- Expirez mais juste avec le ventre. La poitrine et le dos restent bien droits, mais sans tensions.
- À la fin de l'expiration, rentrez le ventre.
- Puis relâchez-le d'un coup. Le ventre sort un peu, de l'air entre en vous sans aucun effort de votre part.
- Puis, sans attendre, rentrez le plus vite possible le ventre à l'intérieur afin d'expulser l'air.
- Relâchez de nouveau le ventre puis rentrez-le d'un coup.

Le rythme : lâchez-rentrez ; lâchez-rentrez.

Quand vous lâchez le ventre, c'est légèrement plus long que le fait de le rentrer très rapidement.

Faites un cycle avec 20 répétitions.
- À la fin du cycle, inspirez profondément.
- Suspendez le souffle 4 secondes.
- Expirez pendant 8 temps, juste avec le ventre, la poitrine et le dos restent droits.
- Continuez le cycle ainsi encore 20 fois.

L'idéal est de placer l'expiration-inspiration en une seconde.

Avec la pratique, vous pourrez ensuite faire 60 répétitions pour un cycle et faire trois cycles.

Bastrika, le souffle du forgeron : soulager la migraine 2

C'est le même exercice de conscience mais on ne met pas simplement en action le ventre, mais aussi la cage thoracique, l'ensemble de la poitrine. C'est une respiration très puissante qui envoie très rapidement l'oxygène au cerveau.
- La pratique se fait assise, le dos droit sans tensions.

- Inspirez très profondément.
- Expirez profondément en gardant le dos droit.
- Rentrez le ventre puis lâchez-le d'un coup et ouvrant rapidement la cage thoracique pour prendre un maximum d'air.
- Expirez très rapidement, d'un coup, en expulsant l'air avec la poitrine et le ventre en même temps.
- Faites-le au moins 8 fois si possible.
- À la fin, inspirez profondément. Suspendez le souffle 4 temps.
- Puis expirez lentement sur au moins 10 temps, puis, avec l'habitude, sur 12 et 16.

Précautions

Cet exercice de conscience ne doit pas être pratiqué si vous avez des problèmes de santé : soucis cardiaques, pulmonaires, problèmes au ventre, etc. Consultez alors un médecin.

Dans tous les cas il faut que l'inspiration soit plus longue que l'expiration et que l'ensemble se fasse rapidement.

Si la tête tourne trop, allongez-vous et expirez très longuement. Reprenez de courtes respirations en douceur pendant quelques instants.

Pour éviter d'être trop longtemps suroxygéné, l'expiration doit être longue. Cet exercice de conscience a de plus l'avantage de solliciter votre capacité respiratoire et donc de la développer.

Ces respirations seront plus efficaces en les conjuguant à la pratique du yoga (postures). Le mieux est de pratiquer avec un professionnel qui pourra vous guider dans la respiration afin que vous puissiez devenir ensuite autonome.

La relaxation

Lorsque la migraine arrive, deux choses se passent habituellement.

Tout d'abord, le mental s'affole. Or, un mental qui s'affole, nous le savons, entraîne le corps avec lui : le stress augmente, le cœur accélère, la tension artérielle s'accroît. Le mental, embarqué par la peur de la douleur à venir, tourbillonne, et le corps se tend.

Le corps, déjà stressé par le mental, se met ensuite sous tension et les effets énoncés ci-dessus se développent alors encore plus, avant même que la migraine ne soit installée complètement. Une fois qu'elle est là, la douleur est terrible. Nous avons déjà vu aussi que cet état avait tendance à réduire la respiration. La question à poser alors est la suivante : cet état décrit n'augmente-t-il pas la douleur ?

Si nous faisions tout le contraire de ce que nous faisons spontanément ?

• Au lieu de se crisper, se détendre.
• Au lieu de respirer à peine, respirer pleinement, profondément.

Pour que cela soit le plus efficace possible, il faut avoir l'habitude de la relaxation. Il convient donc de la pratiquer souvent. Ainsi, elle se mettra en place de plus en plus rapidement avec une pratique régulière.

Le souffle dans la tête

• Allongez-vous (rester assis et aussi relâché que possible). Fermez les yeux.
• Un petit voyage rapide à l'intérieur du corps avec sa conscience permet de détendre les tensions qui se mettent en place.

- Inspirez profondément et lentement avec le ventre et la poitrine. Laissez l'air entrer. Ne retenez pas.
- Suspendez le souffle 4 temps.
- Expirez lentement et profondément en relâchant tout le corps. Expirez long-temps, si possible deux fois plus longtemps que le temps de l'inspiration.
- À l'expiration, entraînez-vous à faire passer l'air dans la tête.
- Sentez l'espace à l'intérieur de la tête : l'air passe dedans, il circule douce-ment dans le cerveau qui se relâche. Sentez… *Sentez*. Laissez-vous porter par le souffle, par son passage à l'intérieur. Le courant de l'air circule lente-ment dans la tête.

Si la peur, la crispation, la tension nerveuse nourrissent la migraine, lui retirer cette nourriture c'est l'affaiblir considérablement. La maîtrise du corps et du mental la calmera et espacera les crises.

La conscience est dans le corps détendu, non dans la peur.

Expérimentez et voyez ce que cet exercice de conscience vous apporte.

Le mal de ventre

Nous parlons ici du mal quotidien si l'on peut dire, la lourdeur après un repas, une digestion difficile, le mal causé par le stress trop prolongé. Pour ce qui est des pathologies plus importantes, il faut prendre l'avis du médecin.

L'exercice consiste simplement à respirer avec le ventre. C'est la res-piration diaphragmatique que nous avons déjà rencontrée. Si vous pouvez vous allonger, placez-vous sur le côté. Sinon restez assis, le corps se détend.

Soulager le mal de ventre

- Expirez lentement. Sentez le souffle qui passe dans le ventre. À la fin de l'expiration, rentrez un peu le ventre, tout en douceur.
- Puis relâchez doucement, le ventre se détend, l'inspiration monte, le ventre sort lentement, le souffle monte jusqu'au plexus solaire.
- Puis vient l'expiration, lente, douce mais profonde. Le souffle circule, c'est notre ruisseau d'air. Détente. Le ventre est dans un profond mais doux mouvement de va-et-vient, lent et ample.
- Portez votre attention au cœur du ventre, les organes se relâchent et s'unissent au souffle, à l'air qui habite le corps.

Respirez comme cela autant de temps qu'il faudra. Les effets sont différents selon les personnes. Parfois la douleur disparaît, parfois elle s'atténue, parfois elle persiste mais on sent quand même un soulagement. C'est la pratique qui donnera des effets de plus en plus perceptibles.

Au lieu de contracter le ventre en raison de la douleur, on le libère, on le laisse bouger, lentement, de façon continue et fluide.

Ce lent et ample mouvement du ventre a, de plus, pour effet de calmer le mental, de l'apaiser, ce qui n'est pas la moindre des choses.

Les scénarios catastrophe

Nous sommes tous enclins à nous inquiéter lorsque nous nous apprêtons à vivre un événement difficile, c'est légitime. Mais on peut distinguer différents degrés, de la préoccupation à l'anxiété. Dans ces moments le mental tourbillonne, « l'animal sauvage » nous entraîne dans un déraillement. Nous construisons des scénarios, parfois vraisemblables, parfois invraisemblables, mais toujours nocifs. Une fois encore le corps est totalement délaissé et le mental-catastrophe, qui est toxique, provoque tous les désagréments déjà vus : augmentation du stress, augmentation de la tension artérielle, le cas échéant, mauvais sommeil, sueurs-froides, sans compter l'impact sur l'humeur et le bien-être général.

Les exercices de conscience qui suivent, toujours en lien avec le corps, permettent d'agir sur cet état afin d'inverser le processus. S'occuper du corps permet de s'occuper du mental, et inversement.

La cohérence cardiaque

Cet exercice a été rendu célèbre par David Servan-Schreiber dans son livre *Guérir*[1]. Nous savons que le mental influence le corps. Le stress et l'inquiétude emballent l'organisme. Or nous savons que le corps influence aussi le mental. C'est ici la respiration rythmée avec un équilibre entre l'inspiration et l'expiration qui va agir directement.

La cohérence cardiaque

- Asseyez-vous, le dos droit, la tête bien dans l'axe de la colonne vertébrale, les yeux fermés.
- Expirez bien profondément en rentrant le ventre.
- Inspirez pendant 5 secondes. Le souffle est libre, laissez-le se placer en douceur.
- Expirez pendant 5 secondes.

---

1. *Guérir le stress, l'anxiété et la dépression sans médicaments ni psychanalyse*, Robert Laffont, 2003.

- Puis les yeux fermés, sentez que l'air inspiré entre directement dans le cœur.
- À l'expiration, sentez que l'air sort directement par le cœur.
- Et ainsi de suite. Une respiration tranquille, assez pleine, se met en place, fluide, sans saccades, sans aucun arrêt, douce et paisible.
- Respirez comme cela pendant 5 minutes. Le mieux est de mettre un minuteur.
- Conservez le même rythme : 5/5 inspir/expir.

Laissez le plein mais doux mouvement du souffle vous habiter. *Sentez* sa circulation dans toute la zone du cœur. Le courant du souffle est ample et doux. Il faut un peu de pratique pour sentir cela. N'hésitez pas à le faire le plus souvent possible.

Pratiquez 3 ou 4 fois dans la journée.

La cohérence cardiaque régule le stress et l'anxiété. 5 minutes de cette respiration rythmée a des effets pendant plus de 3 heures : calme, baisse du rythme cardiaque, sensation de maîtrise, résistance aux agressions.

Le stress diminue, le corps se calme, le système nerveux se régule, le mental est apaisé. Vous avez pu le canaliser en portant toute votre conscience sur le mouvement respiratoire.

Conscience du corps : la précision des gestes

Comme tous les exercices de conscience présentés dans ce livre, celui-ci vaut pour toutes les agitations du mental. N'hésitez pas, alors, à le pratiquer dès que possible.

Il s'agit ici, dans la vie quotidienne, dans tous les gestes et mouvements de tous les jours, de porter son attention sur la précision du geste.

L'état d'esprit est le suivant :

Maîtriser ses gestes

Avec tous les objets que vous êtes amené à toucher, à manipuler, à utiliser, faites comme s'ils étaient d'une grande fragilité, comme s'il s'agissait d'un nouveau-né. Dans ce cas, vos mouvements sont extrêmement précis. Le mental bouillonnant qui part dans tous les sens met alors son énergie dans ces gestes quotidiens et cesse dès lors de mouliner.

- Prendre son téléphone.
- Saisir sa tasse de café.
- Prendre un stylo.
- Râper des carottes.
- Prendre sa fourchette.
- Vider la machine à laver.
- Poser quelque chose.
- Cuisiner.
- Tourner le volant de sa voiture.
- Tourner les pages d'un livre.
- Ouvrir une porte.
- S'assoir.

Prenons les deux derniers exemples.

- Vous saisissez la poignée comme si elle était extrêmement fragile, serrez doucement votre main autour, ouvrez la porte sans à-coup, sans précipitation. Refermez-la avec précaution. Bien sûr cela ne doit pas se faire sous tension. Il convient de pratiquer en étant le plus relâché possible.
- Saisissez la chaise, sentez votre main, vos doigts qui prennent le dossier, le geste est fluide, pas forcément lent, mais *senti*. Tirez la chaise, sentez votre corps, son déplacement. Vous vous asseyez, vous tirez la chaise vers l'avant, pour la placer. Délicatement, avec précision.
- Vous sentirez une unité entre le corps et le mental.

En prenant soin des choses, nous prenons soin de nous-mêmes. Nos gestes deviennent plus précis, plus sûrs d'eux-mêmes. Nous faisons moins tomber les choses, nous cassons moins, nous sommes de plus en plus adroits, de plus en plus relâchés. Le mental tranquillisé apaise le corps et réciproquement.

Vous remarquerez qu'en pratiquant cela vous vous sentirez plus « dans le monde ». Plus présent. Moins soumis aux fluctuations du mental.

Vaincre les difficultés du quotidien

Voici quelques exercices qui pourront vous servir dans des situations quotidiennes. Vous y trouverez des ECCAP permettant de reprendre le contrôle quand nos pensées s'emballent, quand elles nous perturbent, nous déconcentrent et nous rendent nerveux.

Les pensées qui excitent : un moment important de la vie

L'excitation peut être provoquée par des événements de toutes sortes. Prenons ici le cas d'un entretien professionnel. C'est un moment important qui va entraîner un certain stress mais, en même temps, dans la mesure où nous sommes heureux d'avoir cette rencontre que l'on attendait, le mental excite le corps et nous manquons de contrôle de nous-mêmes. Imaginons cette comédienne qui obtient une audition, le danseur qui a une chance d'être pris dans un ballet ou encore le commercial attendu par le directeur d'une entreprise.

C'est à ce moment que le meilleur est attendu et que le mental s'emballe et emporte le corps avec lui.

Pour reprendre son corps en main, il convient de pratiquer les exercices respiratoires déjà vus. La respiration est absolument fondamentale dans tous les cas. Vous pouvez aussi, bien sûr, pratiquer tout ce qui précède et tout ce qui suit concernant le corps.

Le mouvement silencieux

Vous êtes rentré tard chez vous, dans la nuit, tout le monde dort. Vous portez une attention particulière à éviter le bruit. Pour ce faire, vous vous concentrerez sur vos gestes, sur votre déplacement, les portes ouvertes, l'escalier, etc. Remarquez que votre mental ici ne s'occupe de rien d'autre que d'éviter de faire du bruit.

Notre exercice de conscience consiste de même à faire le moins de bruit possible, pas à une heure tardive, mais à n'importe quelle heure de la journée. Il ne s'agit plus de préserver le sommeil d'autrui. Il s'agit de prendre un moment pour agir, bouger, s'affairer, saisir des objets. Mais le mental se porte alors sur la finalité d'agir *en silence* :

- fermer une porte ;
- poser une tasse ou un verre ;
- vider la machine à laver la vaisselle ;
- cuisiner.

Tous les actes de la vie quotidienne sont concernés.

Essayez de vider une machine à laver la vaisselle en faisant le minimum de bruit. Vous le vivrez différemment. Au lieu de penser à mille choses en même temps, vous constaterez que votre mental est concentré, impliqué dans les gestes. Vous sentirez l'augmentation de la précision de vos mouvements. Vous pouvez aussi essayer cela en faisant la vaisselle : agir avec le moins de sons possible. Et vous maîtrisez de plus en plus votre corps. Vous constaterez que cette douceur silencieuse habitera également votre esprit.

Les effets

- Concentration du mental.
- Augmentation de la précision.
- Maîtrise du corps.
- Sentiment d'être plus « dans le monde ».
- Apaisement du mental.

Cette concentration sur des choses extrêmement quotidiennes et qui peuvent ainsi paraître banales, anodines, voire un peu grotesques pour certains, est en fait une manière de vivre centrale dans le zen, le tao et le yoga. Car il s'agit précisément d'être au monde, de vivre le quotidien, ici et maintenant. Les effets se font sentir avec la pratique.

Ainsi il ne s'agit pas de simples techniques, mais d'une philosophie de vie qui a des effets beaucoup plus larges qu'on pourrait le penser de prime abord.

Les pensées qui veillent la nuit

L'un des moments où le mental s'en donne à cœur joie, c'est l'instant du coucher. Quand on s'allonge, lumière éteinte, il tourbillonne et nous empêche de dormir. Au silence extérieur fait écho un vacarme intérieur. Images, pensées, discours, anticipation, etc., tout y passe. On refait sa journée avec regret ou on compose celle de demain avec inquiétude.

Alors le mental met en scène, ou remet en scène les situations, les événements et les rend parfaits, exactement en correspondance avec le désir, avec ce qui aurait dû se passer si l'on avait été « à la hauteur ». Il organise le lendemain, ou les jours qui viennent avec beaucoup de précision, comme si nous étions déjà en train de vivre ce qui, pourtant, n'existe que dans notre tête. Et là, pour dormir, c'est la galère.

Sentir l'unité corporelle

L'exercice de conscience proposé ici consiste à empêcher le mental de galoper en se recentrant sur le corps et sur la respiration.

- Allongez-vous sur le dos, bras le long du corps, jambes droites, les yeux fermés.
- Portez toute votre attention sur votre jambe droite. Sentez. Juste sentez. Rien d'autre. Même chose avec la jambe gauche.
- Sentez vos deux jambes *en même temps*. Elles sont immobiles.
- Sentez le ventre (il bouge un peu pour accompagner la respiration). Remontez vers la poitrine, puis sentez le dos dans sa totalité. Prenez le temps.
- Sentez à présent la globalité du buste. Le ventre, la poitrine et le dos *en même temps*. Quand cela est senti, essayez de sentir *en même temps* le buste et les jambes.
- Sentez le bras droit, de l'épaule jusqu'aux doigts.
- Même chose avec le bras gauche. C'est juste une sensation.
- Sentez maintenant les deux bras *en même temps*.

- Sentez la tête. Sentez le visage. Desserrez les mâchoires. Vous respirez par le nez. Le souffle est tout doux, subtil.
- *La globalité :* enfin sentez tout le corps. Sentez la globalité. L'attention se porte exclusivement sur *l'unité corporelle.*
- Pour terminer, sentez l'ensemble du corps et *en même temps* votre respiration tout en douceur. L'air qui passe dans le nez, le ventre qui bouge lentement.

Le mental, occupé à prendre conscience du corps, n'a plus le temps de vadrouiller dans tous les sens.

L'unité corporelle et la détente par le souffle

Commencez par l'exercice ci-dessus. Nous allons le perfectionner en unifiant la conscience de l'unité corporelle avec celle de la respiration.

- Vous sentez donc l'unité du corps.
- Placez votre concentration sur le souffle. La sensation de l'air qui passe dans le nez.
- Inspirez par le nez. À l'expiration, allongez un peu le souffle. L'expiration est plus longue que l'inspiration.
- La longue expiration détend le corps. Entraînez-vous à sentir le souffle de l'expiration passer dans le corps et à le relâcher au passage. C'est le ruisseau d'air que nous avons déjà rencontré. Le souffle circule à l'intérieur, paisiblement.

Pratiquez l'allongement du souffle à votre mesure. Il faut être très à l'aise. Commencez doucement et allongez progressivement.

Vous pouvez placer le rythme suivant :
- – inspiration, 4 ;
- – expiration, 8.

Ensuite, ne comptez plus. Laissez la respiration se mettre en place d'elle-même. En douceur.

L'expiration agit sur le système nerveux parasympathique qui calme l'organisme et est associé à la diminution des rythmes respiratoire et cardiaque et de la tension artérielle.

Ainsi, la respiration va agir à l'inverse du mental. Celui-ci excite le corps, ce qui empêche le sommeil. La respiration va le calmer, ce qui va le favoriser.

Continuez autant que nécessaire. Laissez le sommeil venir. J'ai expérimenté, dans les cours de yoga, que des personnes s'endormaient lors de cette simple relaxation.

Les pensées du matin : ça bouillonne

La conscience de l'immobilité

Notre vie est, en général, faite de mouvements. Dire que ceux-ci sont constants n'est sans doute pas une erreur. Notre journée est constituée d'action, de gestes, d'activités.

Or, même quand on sort de l'affairement permanent d'une journée bien remplie, la mobilité reste constante. Et même lorsque l'on est dans un contexte propice à l'immobilité.

J'ai pu observer, lors de réunions professionnelles, par exemple, des personnes dont le haut du corps était relativement détendu et immobile pendant un certain moment, alors que leurs pieds étaient dans un état d'ébullition. Les pieds, ou les jambes d'ailleurs.

En haut, c'est le calme, et en bas c'est la cavalcade. Certes, une réunion peut être stressante. Mais remarquez que cela se produit également pendant des instants de détente, de repas entre amis, par exemple. Portons notre attention sur nous et sur les autres.

Nous avons du mal à nous maintenir immobiles, juste pendant quelques minutes. Notre corps, qu'*a priori* nous pensons maîtriser, nous contrôle puisqu'il agit malgré nous. Nous sommes d'ailleurs souvent inconscients de ses mouvements.

J'ai aussi constaté cela dans mes cours de yoga, notamment durant les relaxations, dont l'un des principes de base est l'immobilité. Je remarque que celle-ci, alors que le contexte s'y prête, reste problématique, même pour des pratiquants de longue date.

Nous n'arrivons que difficilement à nous passer de tout mouvement. Je rajouterais que rester immobile nous rend mal à l'aise. Le besoin de bouger se fait ressentir très vite et tous les prétextes sont bons pour se gratter, pour bouger un doigt ou, discrètement, pour ouvrir les yeux.

Proposons ici, précisément, de prendre conscience de l'immobilité, mais d'une immobilité complète. Seule, bien sûr, la respiration continue, mais elle est douce, fine, subtile.

Sentir l'immobilité du corps

L'exercice de conscience se pratique allongé sur le dos ou assis. Dans ce dernier cas, il est important que les bras soient bien relâchés, soit sur des accoudoirs, soit sur les jambes, mains posées à plat sur les cuisses, épaules détendues.

Ce qui suit prend quelques petits instants, 2 minutes peuvent suffire.
- Restez allongé sur le dos, les bras le long du corps, paumes des mains ouvertes. Les jambes sont proches l'une de l'autre, les pieds détendus de chaque côté. La tête est bien placée dans l'axe du corps, les yeux fermés, les mâchoires détendues.

- La respiration se fait par le nez, lente, subtile.
- Là, ne bougez plus. *Plus aucun mouvement.* Observez.
- Si vous sentez le besoin de bouger, observez cette sensation tout en restant immobile. Ne cédez pas à « la tentation ». Ressentez.
- Soyez attentif à tout ce qui se présente à vous dans cette immobilité, bien-être, mal-être, sensations particulières. Laissez venir sans bouger le corps, et sans bouger le mental : aucun mot, aucune identification, aucun jugement de valeur ne vient perturber la sensation.
- Au bout d'un moment d'immobilité, ressentez votre état d'esprit : vous avez pris l'ascendant sur votre envie de bouger. Vous avez maîtrisé ce besoin.

Se lever, s'habiller, les yeux fermés

L'exercice de conscience corporelle qui consiste à faire quelque chose les yeux fermés fait partie des ECCAP.

La vision est notre premier repère. J'ai remarqué la difficulté qu'ont certains pratiquants de yoga à conserver les yeux fermés pendant la mise en place d'une posture, voire pendant la relaxation. Le repère visuel est certes essentiel quand on se déplace, mais il l'est beaucoup moins quand on pratique la relaxation. Or même là, dans l'immobilité relaxante, nous avons du mal à fermer les yeux. J'en conclus que le repère rassure, même quand cela n'est pas nécessaire. Il y a aussi, à n'en pas douter, une question d'habitude. Tout comme il est difficile de rompre avec l'habitude du mouvement constant, il est ardu de laisser de côté un instant le repère spatial.

Ressentir les yeux fermés permet pourtant de s'intérioriser, de laisser un moment le monde extérieur afin de porter son attention sur soi.

Or, quand on a son repère et son habitude, on fonctionne par automatisme, si bien que le corps, accomplissant mécaniquement son action, laisse au mental tout le temps de s'agiter, de mouliner, de nous harceler dans un élan toxique.

Par contre, perdre le repère visuel nous pousse à nous concentrer sur nos gestes, sur notre déplacement. Je propose ici un exercice de conscience sans aucun danger, je le précise pour celles et ceux qui penseraient que l'absence de vision est hasardeuse. Certes. Mais pas pour ce qui suit.

Le mental peut commencer son tourbillon dès le réveil, pour toutes sortes de raisons. Il nous accable dès les premières secondes, à peine sommes-nous sortis du sommeil. Voici une proposition pour agir directement sur lui.

Bouger les yeux fermés

- Si vous êtes sur le côté, placez-vous sur le dos, les bras le long du corps. Les yeux sont fermés. Ressentez la globalité du corps.
- Les yeux, donc, restent constamment clos. Découvrez-vous lentement. Sentez les mouvements du corps. Dressez juste le buste en vous aidant des mains si besoin. Puis tournez-vous sur l'axe du fessier, les deux jambes suivent en même temps.
- Posez les pieds au sol. Ressentez tout le corps et, en même temps, le contact des pieds avec le sol.
- Vous êtes tenté d'ouvrir les yeux. Essayez de résister.
- Levez-vous en douceur, allez vers vos vêtements que vous avez préparés la veille, puis, délicatement, prenez-les et, selon ce qui vous vient à l'instant, commencez à vous vêtir, soit le haut d'abord, soit le bas, peu importe.
- Sentez vos gestes, relâchés, en souplesse.
- Sentez ce que vous touchez, vos doigts en contact avec une chemise, un pantalon, sentez le tissu. Cela approfondit le sens du toucher.

- Sentez le contact des vêtements sur la peau. Ils glissent et se mettent en place.
- Puis, si possible, connaissant l'environnement de votre chambre, quittez la pièce en conservant les yeux fermés.

Cela demande, vous le remarquerez, une concentration, un investissement de l'énergie mentale dans l'instant présent. Sans repère visuel nous devons aiguiser notre attention. D'ailleurs, quand nous souhaitons nous focaliser sur quelque chose pour approfondir notre sensation, nous fermons très souvent les yeux. Nous les fermons en effet pour mieux goûter un mets ; pour mieux se fondre avec la musique écoutée ; pour mieux apprécier un vin. Fermer les yeux permet au sens concerné de ne pas être dérangé, de ne pas avoir l'attention accaparée par autre chose. Les yeux clos nous pouvons mieux nous intérioriser, écouter, goûter, toucher pleinement dans l'instant.

Cet exercice de conscience corporelle ne fait finalement que reprendre le même principe : s'immerger dans la sensation en fermant les yeux. Le mental matinal, ainsi, laisse la place au corps, aux sensations, et l'agitation n'a pas eu lieu.

Vous pouvez fermer les yeux pour toutes les actions de la vie quotidienne qui ne sont pas risquées : goûter, se laver les mains, prendre une douche, sentir l'eau sur le corps, la serviette sur la peau, etc.

Les effets

- Sensations nouvelles.
- Approfondissement des sens.
- Changer les habitudes.
- Impression d'être maître de soi.
- Arrêter le flux mental.

Les pensées perturbatrices : contre les habitudes du corps

Le mental ne cesse pas de nous harceler. Nous avons déjà vu une série d'exercices de conscience qui permettent de le freiner, voire de le faire cesser selon notre désir.

Il s'agit ici de développer sa concentration et ainsi sa conscience en faisant l'inverse des mécanismes de notre corps, autrement dit des automatismes corporels. Ces automatismes proviennent d'habitudes, à savoir de comportements répétés qui, par la force de la répétition, deviennent naturels. Or cette constance spontanée affaiblit la conscience de ce que nous faisons et laisse la place à l'agitation du mental qui peut, ainsi, « occuper l'espace ».

Vous remarquerez que l'attention s'éveille devant des situations nouvelles. Elle s'affaiblit par l'habitude. Si vous prenez toujours le même chemin pour vous rendre au travail, ou ailleurs, vous remarquez que la concentration diminue parce que le déplacement devient automatique. C'est là que l'accident a toutes les chances de se produire.

Comment faire cesser un moment au moins cette répétition qui s'impose comme naturelle ? Comment laisser moins d'espace au mental ? En modifiant certains paramètres de nos habitudes.

Utiliser son autre main

Nous sommes tous, soit droitiers, soit gauchers, ou du moins une grande partie d'entre nous. Certains sont aussi ambidextres, mais c'est une minorité. L'exercice de conscience consiste pour les droitiers à utiliser la main gauche et inversement pour les gauchers.

Manger autrement

Vous êtes à table. Inversez les couverts. Fourchette et couteau. Changez de main.

Soudain, vous vous sentez malhabile. Il est difficile de manger en modifiant l'habitude. On se sent inexpérimenté. L'une des actions les plus communes, les plus usuelles devient ardue. On a du mal, la fourchette va nous échapper, on tente de s'appliquer. On devient un débutant.

Pour s'en sortir, nous sommes obligés de nous concentrer, de porter notre attention sur l'acte en train de se faire. Toute notre énergie est engagée. Le mental se tait. La concentration s'impose. L'expression du corps, jusqu'alors aisée, rapide et efficace, ralentit, devient plus problématique, mais l'attention s'aiguise.

Prenez votre verre de la même main, gauche ou droite selon le cas, serviette, etc. *Réapprenons à manger.*

Notons aussi que cette inversion fait travailler le cerveau qui fait face ici à une situation inédite.

Se brosser les dents autrement

Prenez la brosse de la main gauche pour les droitiers, et inversement pour les gauchers. Vous pouvez commencer.

Vous vous sentirez débutant, presque incompétent. Il faudra donc plus de concentration. Nous découvrons de nouvelles sensations. *Sentez.* Laissez venir tout ce qui se passe en vous.

Se raser autrement

Un peu plus risqué. Il faut ici être prudent. Le geste le plus précis, le plus délicat, le plus maîtrisé est requis. De l'autre main. Le mental ne pourra aucunement vous emporter ailleurs. Vous serez parfaitement dans l'instant présent. Et là aussi on se sentira inexpérimenté et sans doute incompétent. Peut-être penserez-vous que cela est impossible. Mais force est de constater que cette concentration freine l'agitation du mental et nous enracine dans l'ici et maintenant. Vous développez une nouvelle capacité.

Se maquiller autrement

Rouge à lèvres, fond de teint, mascara, fard à paupières. Faites tout de la main « inexpérimentée ». Ressentez. Votre concentration approfondira la précision des gestes et votre mental agité se fera oublier. Soyez patientes ; commencez par une chose et augmentez progressivement.

S'habiller autrement

Vous constaterez que le simple fait de s'habiller suit un ordre. Nous levons par exemple d'abord la jambe droite ou gauche pour mettre un pantalon, puis l'autre. Nous enfilons un tee-shirt ou un pull en passant d'abord un bras, puis l'autre. Cet ordre, sans qu'on s'en rende compte, est pratiquement toujours le même.

Essayons de changer. Essayons d'inverser ce sens, de modifier cette habitude du corps. Sentez. Observez. Constatez. Il est possible que vous soyez un peu mal à l'aise. C'est normal car changer une habitude est, si ce n'est toujours, du moins souvent compliqué.

Écrire autrement

Nous écrivons spontanément, naturellement. Non des romans, mais une liste de courses, de directives, une lettre. L'écriture en ce sens vient immédiatement. Nous sommes habitués à le faire depuis l'enfance.

Mais si nous revenions un moment sur les bancs de l'école quand nous apprenions à écrire ? Pour ce faire, placez votre crayon dans l'autre main. Celle qui n'écrit jamais. Commencez à écrire quelque chose de très simple. Constatez. Les courbes des lettres nous posent un énorme problème. Nous n'arrivons même pas à écrire droit.

Cet exercice de conscience, comme les autres, nous porte à accroître considérablement notre concentration. Il faut ralentir, être vigilant, attentionné. Nous nous focalisons sur l'acte, et le mental qui tourbillonne a cessé.

Revenir à l'origine. Réapprendre. Voilà qui est amusant et, de surcroît, efficace pour agir sur notre agitation.

Ajoutons une fois de plus que le cerveau est sollicité dans cet apprentissage.

La souris de l'ordinateur

Vous me voyez venir… Placez la souris dans la main inhabituelle. Le doigt novice sur le clic. Ressentez ce qui se passe. N'est-on pas obligé de réapprendre, d'augmenter les capacités de notre corps, de se concentrer, d'être vraiment dans l'instant présent ?

Essayez de faire un double clic… Ressentez.

Il en est de même pour toutes les actions que nous faisons avec notre main droite ou gauche. De plus, non seulement nous sentons notre corps différemment, non seulement nous agissons sur la volubilité du mental, mais le cerveau, insistons sur ce point, est aussi en plein travail. Il réagit à une situation nouvelle et doit ainsi s'adapter.

Les pensées qui déconcentrent : la précision du geste

La visée de l'objet

Je lisais récemment un article sur le cerveau. Il s'agissait d'exposer en partie le lien entre le déplacement dans l'espace et le rôle du cerveau, ou, pour être plus précis, l'une de ses fonctions. L'article nous informait du rapport entre le cerveau et les yeux. En fait, le cerveau a tendance à nous conduire où l'on regarde. Si bien que, quand on fait du vélo, ou de la moto, ou quand on conduit n'importe quel véhicule, s'il y a un obstacle devant, ce n'est pas lui qu'il faut fixer du regard, mais le passage qui nous permet de l'éviter. Mais nous faisons souvent le contraire. Au lieu de fixer la « sortie », de détourner les yeux vers l'espace libre, nous sommes enclin à nous bloquer sur l'obstacle. C'est en procédant ainsi que nous avons toutes les chances de le percuter.

J'ai essayé personnellement en faisant du vélo et j'ai l'impression que c'est effectivement le meilleur moyen d'éviter la collision.

Cela pour dire que la précision des gestes est fonction de notre concentration sur la visée de l'objet. Voyons ce qu'il en est.

Vous devez vous concentrez pour accomplir quelque chose, ce peut être dans le sport, le travail, la vie quotidienne, cuisiner, bricoler, etc. Votre mental tourbillonne, des pensées surgissent constamment, impossible de vous concentrer. Il est bien évident que cette absence de concentration a toujours l'échec pour résultat. Je vous propose ici un exercice de conscience qui relève précisément de la visée des objets que vous utilisez dans votre activité.

Nous connaissons tous le verre qu'on veut saisir et qui tombe. La cuillère qui s'échappe de notre main, le trousseau de clés qui claque au sol. Tout cela n'est pas grave, mais des choses plus problématiques peuvent se produire, avec des conséquences fâcheuses. Surtout quand il s'agit d'une activité professionnelle.

Considérons tous les objets que nous sommes amenés à utiliser :
• les objets du bricolage ;
• les objets de la cuisine ;
• les objets du domicile ;
• tous les objets propres à chacune et chacun ;
• les vêtements.

La liste exhaustive serait bien sûr impossible à dresser. Bref, il s'agit de tous les objets et instruments que nous utilisons. Le plus important, dans ce qui suit, est le *regard*.

Contrôler ses mouvements

• Avant de saisir l'objet, regardez-le.
• Déplacez-vous tout en le fixant.
• Votre main se dirige vers lui.
• Vous le fixez toujours, votre main, délicatement, le saisit, vos doigts autour, comme un objet fragile, le prennent avec attention, précision. Pas de précipitation. Avec le temps et la pratique, vous pourrez augmenter la vitesse du déplacement et de la saisie.

Sentez, en agissant, votre précision, le contrôle de soi.

Ajoutez la détente au regard concentré sur l'objet, à la saisie. La prise est ferme, mais juste ce qu'il faut pour prendre, ni plus, ni moins. C'est la juste mesure qui augmente votre capacité à la concentration. Cette mise en place de la juste mesure, juste ce qu'il faut, accroît l'aptitude à la concentration.

Vous constaterez que cet exercice de conscience a rassemblé votre énergie mentale. L'effet est de supprimer les pensées parasites, les pensées toxiques qui perturbent l'activité. Peut-être aussi, avec la pratique, sentirez-vous une sérénité.

Sentir la trajectoire et l'espace traversé

Voilà un exercice qui pourra vous paraître curieux. Nous n'avons pas, en effet, l'habitude de nous concentrer sur ce genre de choses. Mais voyons de quoi il retourne, vous verrez, c'est intéressant.

Il s'agit, dans le déplacement du corps, de se concentrer sur la trajectoire. On se déplace pour se rendre dans un autre lieu, une autre position. La concentration se porte alors sur la trajectoire.

Cela peut se pratiquer pour toutes sortes de mouvements.

Sentir l'espace

Vous vous déplacez vers la porte. Sentez l'espace que vous traversez. Il s'agit du chemin le plus court pour aller vers l'objectif.

Cela finalement est très simple. La concentration sur l'espace traversé permet de repérer les obstacles qu'on ne voit pas nécessairement, des objets qui traînent sur le chemin, le pied d'une chaise, un verre posé au sol, l'angle d'une table, ou les marches de l'escalier qu'on descend, etc. Cela peut paraître futile mais votre aptitude à la concentration se développe.

Pour approfondir

Dans la pleine conscience du corps dans l'instant, portez votre attention *à la fois* sur :

• l'unité du corps ;

- le mouvement dans le plus de détente possible ;
- la trajectoire, l'espace traversé.

Les effets

- La maîtrise du geste.
- La sensation approfondie du corps dans son mouvement.
- La précision dans l'acte.

Vous constaterez après que l'énergie mentale engagée dans cet exercice de conscience corporelle, comme tous les autres, est un frein à l'agitation toxique des pensées incontrôlées.

Le ventre, centre énergétique : le ki, le qi

Dans le qi gong, il y a un centre énergétique nommé *Tan-tien*. Son siège se trouve trois doigts en dessous du nombril, un peu à l'intérieur. Dans la tradition des chakras, c'est le lieu de *manipura chakra*, centre énergétique qui est le feu. C'est le *hara* des Japonais. C'est un centre très présent dans les arts martiaux. Il est l'espace du ki, l'énergie. Le *kiaï*, le célèbre cri martial, ne vient pas de la gorge mais de ce centre.

Sentir le souffle dans le ventre

Pour le sentir :
- inspirez bouche ouverte ;
- expirez bouche ouverte en entrant le ventre d'un coup ;

- sentez que l'énergie sort du ventre. Vous sentez le souffle sortir, non de la gorge, mais bien du ventre. La gorge, les cordes vocales accompagnent juste l'énergie[1].

Le cri est l'harmonisation des énergies, leur union puissante qui sort au moment de l'attaque. C'est l'instant où le pratiquant focalise toute sa puissance sur son geste.

Dans ma pratique des arts martiaux, j'ai vécu une expérience totalement nouvelle lorsque j'ai senti le mouvement du corps au niveau du *hara*. L'impression est forte, car en laissant le mouvement partir du ventre, ce n'est plus seulement les jambes qui se déplacent, ou les bras, mais le corps dans son ensemble, en une puissante unité. On voit cela très bien dans l'aïkido. Les mouvements du corps sont complets, tout est uni, ensemble. Tout le corps se déplace de son centre. Dans les arts martiaux, comme dans le zen, il faut penser « *avec notre corps entier et non avec le seul cerveau. Penser avec tout le corps[2]* ». Ce centre est le siège de la force vitale. Rappelons-nous que la science occidentale a récemment découvert que le ventre, l'intestin, est un deuxième cerveau et ainsi une partie fondamentale de notre organisme.

---

1. « Le son doit partir du *hara*, pas de la gorge ! Regardez comment miaule un chat ou rugit un lion : ça, c'est du *kiaï*. » Taisen Deshimaru, *Zen et arts martiaux*, Paris, Albin Michel, 1983.
2. T. Deshimaru, *op. cit.*, p. 81.

Sentir l'énergie dans le ventre

Prenons conscience de cette zone.

- Debout, assis ou allongé, les yeux fermés, posez les deux mains à plat un peu en dessous du nombril, les deux mains l'une sur l'autre. Sentez les mouvements du ventre qui accompagnent le souffle. Le ventre, à la fin de l'expiration entre, puis sort doucement à l'inspiration. Placez votre attention à l'intérieur. C'est juste une sensation.
- À l'expiration, laissez le souffle descendre dans le ventre.
- Un rythme fluide et continu du souffle se met en place dans le ventre.
- Les yeux toujours fermés, tout ayant toujours conscience de cet espace intérieur, sentez en même temps tout le corps. Progressivement ressentez votre unité corporelle, le volume corporel et le centre énergétique.
- Laissez-vous sentir, laissez-vous « envahir » par la sensation.
- Ouvrez les yeux en conservant cette conscience. Si vous êtes assis ou couché, levez-vous, puis déplacez-vous, doucement, tranquillement, en sentant que le mouvement vient du *hara*, du *Tan-tien*. Sentez que le corps unifié se déplace à partir du centre énergétique.

Ce peut être un peu difficile au départ mais la pratique vous fera sentir cela. Dans ce déplacement, le ventre n'est pas tendu. Il est ouvert, libre et puissant.

Vous remarquerez aussi que le mental est calme, concentré, apaisé.

Les pensées nerveuses

Les centres tendus

Dans le yoga, ou disons dans certaines formes de yoga, on parle beaucoup de chakras. Il s'agit de centres énergétiques qui se placent le long de l'axe vertical du corps. De ces chakras, s'ils sont ouverts, est dispensée l'énergie qui circule dans le corps. Or on peut remarquer que les tensions dans notre corps correspondent souvent à un chakra. Les sourcils froncés correspondent à *ajna-chakra* ; la gorge nouée à *vishuddha* ; l'oppression de la poitrine à *anhâta* ; le ventre perturbé correspond à *manipura*. Les tensions du corps se focalisent souvent dans ces zones.

Je vous propose de prendre conscience de ces points.

Détendre les zones contractées

- Debout, immobile, les yeux fermés, les bras le long du corps.
- Sentez le petit espace au-dessus de la tête, vers la fontanelle ; expirez, le souffle circule dedans. Détente.
- Descendez un peu pour sentir entre les sourcils ; à l'expiration, le souffle passe au-dedans. Lâchez prise. Détente.
- Puis, doucement, descendez un peu pour ressentir la zone de la gorge, de l'intérieur. Laissez-la s'ouvrir, s'élargir. Sentez l'espace à l'intérieur.
- La descente continue tranquillement au rythme du souffle pour arriver au niveau du cœur. De l'intérieur sentez, à l'expiration, une ouverture, un lâcher-prise, une libération de l'espace.
- Prenez le temps. Continuez pour aller vers le ventre, le nombril, tout l'espace du ventre. Détendez, expirez. Sentez.
- Enfin laissez votre conscience arriver en bas, tout le bas-ventre et le périnée. Le souffle, l'expiration, relâche l'ensemble. Sentez de l'intérieur.
  Vous avez sans doute remarqué que ces espaces corporels étaient sous tension.
- Enfin ressentez votre verticalité. La stature du corps dans cette posture en prenant une pleine conscience de tout l'axe central du corps, de toutes les zones traversées *en même temps*. Sentez l'énergie qui y circule. *Unité*.

Vous remarquerez aussi que ces zones du corps correspondent, si ce n'est en totalité, du moins en partie, au système endocrinien, dont la fonction est la sécrétion d'hormones pour l'équilibre de l'organisme.

La lumière montante

Cet exercice de conscience corporelle est une visualisation. Il s'agit, quand on est nerveux, stressé, déprimé, de visualiser une lumière qui traverse le corps dans les centres que nous avons vus précédemment.

| Visualiser l'énergie

- En posture assise, sur un *zafu* (coussin pour la méditation zen), sur un tabouret japonais, sur une chaise ou autre. Les yeux sont fermés. Le dos se place, droit, la poitrine ouverte, la nuque étirée, la tête bien dans l'axe. Mais tout cela avec le minimum de tensions possible.
- Le visage est détendu. Les mâchoires sont desserrées.
- Sentez l'unité corporelle. Tout le corps globalement. Le souffle se place, naturel, fluide.
- Placez votre attention à l'intérieur du corps pour ressentir la zone du périnée. De là, visualisez une lumière, ronde, puissante (dans la zone de l'anus). Elle rayonne. Restez-là un instant, sentant le corps et cette lumière pleine de chaleur.
- La lumière se déplace lentement, monte et vient se placer au niveau du pubis. À l'intérieur, toujours intense. Restez quelques instants (à vous d'évaluer). Sentez.
- La lumière continue son mouvement, elle monte encore, traverse l'espace intérieur pour s'immobiliser au niveau du nombril. Toujours intense, pleine de chaleur. La boule de lumière rayonne.
- Elle continue sa lente ascension et vient se placer au niveau du cœur. Elle brille au sein de la poitrine. Toujours dans la sensation globale du corps, sentez l'intériorité.
- La montée continue jusque dans la zone de la gorge. La lumière prend place et rayonne. Sentez. Votre mental place toute son attention sur elle.
- Puis, lentement toujours, la lumière vient se placer entre les deux sourcils, à l'intérieur et brille toujours, forte, intense. Sentez. Corps et lumière. Elle s'arrête un instant.

- Enfin la lumière vient se positionner au niveau du haut de la tête, à la fontanelle. Elle y reste quelques instants et puis sort et se place juste au-dessus du corps. Toujours forte, puissante et rayonnante.
- Après quelques instants la lumière redescend en suivant le chemin inverse jusqu'au périnée où elle s'éteint doucement.

Cette conscience de la traversée du corps par une lumière agit très bien sur le mental, empêche son agitation et augmente les capacités de concentration.

Le souple mouvement de la colonne vertébrale

Sentir la colonne vertébrale

Cet exercice se pratique assis. Soit sur une chaise, soit sur un *zafu*, un coussin, un tabouret japonais, soit juste au sol, en tailleur.

Le dos est droit, avec le minimum de tension, la tête bien dans l'axe. Les yeux sont fermés.

- Ressentez l'ensemble du corps dans la posture. Le souffle se place tout en douceur.
- Placez votre attention sur la partie postérieure du corps ; le coccyx. Sentez. Remontez ensuite vers les lombaires. Restez bien à l'intérieur et continuez vers les vertèbres dorsales jusqu'aux cervicales. *Sentez l'espace intérieur.* L'imagination ne fait rien. C'est une *sensation*.
- Puis revenez tout en bas. Prenez conscience et, doucement, sentez de l'intérieur un mouvement qui ondule, qui monte vers les lombaires, un doux mouvement ondulatoire qui monte encore vers les dorsales, vers l'espace supérieur du dos et, ensuite, lentement, vers le haut, vers la nuque.
- Prenez une pleine conscience de la sensation sans imaginer. Sentez de l'intérieur le mouvement global de cet espace dans le dos, de l'axe vertical qui ondule dans un sens, puis dans l'autre, doucement.

- Le mouvement est continu, fluide, souple et libre.
- Le souffle se place. Doux.
- Tout l'espace intérieur de l'axe vertical est dans ce léger mouvement.
- Laissez venir les impressions.

Le corps, les pensées et les sens

Je me suis focalisé dans ce livre sur la conscience corporelle sans évoquer les sens : l'ouïe, le toucher, le goût, la vue, l'odorat. La méditation en pleine conscience a beaucoup développé ce point. Il me semblait alors qu'il était mieux de développer les exercices de conscience corporelle approfondie en un autre sens.

Bien sûr on peut ajouter, ce que j'ai fait pour la marche consciente, après avoir mis en place la conscience globale du corps, la relation sensitive avec le monde. Sentir le monde extérieur en même temps que l'on sent son corps, disons son monde à soi. Puis unir le *tout* dans une conscience pleinement ouverte.

Conclusion

La conclusion est ici un commencement. C'est maintenant que la pratique débute vraiment, dans votre vie quotidienne.

Tous ces exercices de conscience corporelle pratiqués le plus souvent possible vont laisser des traces dans le corps et le mental, si bien que progressivement ils se mettront en place rapidement, presque d'eux-mêmes. L'impact global est important.

- Maîtrise plus complète de soi.
- Précision accrue.
- Mental plus calme.
- Système nerveux plus stable.
- Contrôle du stress.
- Maîtrise du mental.
- Confiance en soi.
- Découverte du corps.
- Découverte de sensations.
- Présence au monde plus entière.
- Stabilité émotionnelle.

On agit alors directement sur la toxicité d'un mental qui a un effet nocif sur le corps. Je vous souhaite une excellente pratique.

Que l'énergie soit avec vous !

L'auteur

Denis Faïck est philosophe. Maître de conférences, il enseigne au département Langues, arts, culture et société à l'Institut supérieur de l'aéronautique et de l'espace, à l'université du Capitole (Toulouse I) et à la Faculté de philosophie de l'Institut catholique de Toulouse. Il enseigne également pour le diplôme universitaire de réhabilitation psychosociale en psychiatrie. Il est professeur de yoga.

Pour joindre l'auteur :
– www.philotude.fr
– www.efppy.fr
faickdenis@gmail.com

Bibliographie

ANDRÉ Christophe, *Je médite jour après jour*, Paris, L'Iconoclaste, 2015.

DAMASIO Antonio R., *L'Erreur de Descartes*, Paris, Odile Jacob, Poches, 2010.

DESHIMARU Taisen, *Zen et arts martiaux*, Paris, Albin Michel, 1983.

FAÏCK Denis,
 Ne cherche pas et tu trouveras. L'art de vivre inspiré du zen, du tao et du yoga, Paris, Eyrolles, 2013.
 « La différence des pensées. L'Inde et l'Occident », revue *Le Philoso-phoire*, n° 44, Paris, Vrin, décembre 2015.

FILLIOZAT Isabelle, *Les Autres et moi*, Paris, JCLattès, 2009.

JANSSEN Thierry, *La Solution intérieure*, Paris, Fayard, Pocket, 2006.

KANT Emmanuel, *Qu'est-ce que les Lumières ?* Paris, Hatier, 2015.

NIETZSCHE, *Ainsi parlait Zarathoustra*, Paris, Gallimard, 1971.

PASCAL, *Pensées*, édition Brunschvicg, Librairie générale française, Livre de Poche, 1972.

Dr ROSENFELD Frédéric, *Méditer, c'est se soigner*, Paris, Les Arènes, 2007.

Dr SALDMANN David, *Prenez votre santé en main*, Paris, Albin Michel, 2015.

Dr SCHWOB Marc, *Le Stress*, Paris, Flammarion, 1999.

Table des exercices

TABLE DES EXERCICES

Également dans la collection « Comprendre et agir » :

Brigitte Allain Dupré, *Guérir de sa mère*

Juliette Allais,
– *Décrypter ses rêves*
– *Guérir de sa famille*
– *Au cœur des secrets de famille*
– *Amour et sens de nos rencontres*

Juliette Allais, Didier Goutman, *Trouver sa place au travail*

Bénédicte Ann, *Arrêtez de vous saboter*

Dr Martin M. Antony, Dr Richard P. Swinson,
Timide ? Ne laissez plus la peur des autres vous gâcher la vie

Lisbeth von Benedek,
– *La Crise du milieu de vie*
– *Frères et sœurs pour la vie*

Valérie Bergère, *Moi ? Susceptible ? Jamais !*

Marcel Bernier, Marie-Hélène Simard, *La Rupture amoureuse*

Gérard Bonnet, *La Tyrannie du paraître*

Jean-Charles Bouchoux, *Les Pervers narcissiques*

Sophie Cadalen, *Aimer sans mode d'emploi*

Christophe Carré, *La Manipulation au quotidien*

Marie-Joseph Chalvin, *L'Estime de soi*

Cécile Chavel, *Le Pouvoir d'être soi*

Patrick Collignon,
– *Heureux si je veux !*
– *Enfin libre d'être moi*

Claire-Lucie Cziffra, *Les Relations perverses*

Karine Danan, *S'aimer sans se disputer*

Michèle Declerck, *Le Malade malgré lui*

Flore Delapalme, *Le Sentiment de vide intérieur*

Ann Demarais, Valérie White, *C'est la première impression qui compte*

Marie-Estelle Dupont, *Découvrez vos superpouvoirs chez le psy*

Alain Durel, *Cultiver la joie*

Sandrine Dury, *Filles de nos mères, mères de nos filles…*

Micki Fine, *Aime-moi comme je suis*

Jean-Michel Fourcade, *Les Personnalités limites*

Laurie Hawkes,
- *La Peur de l'autre*
- *La Force des introvertis*

Steven C. Hayes, Spencer Smith, *Penser moins pour être heureux*

Jacques Hillion, Ifan Elix, *Passer à l'action*

Mary C. Lamia, Marilyn J. Krieger, *Le Syndrome du sauveur*

Lubomir Lamy,
- *L'amour ne doit rien au hasard*
- *Pourquoi les hommes ne comprennent rien aux femmes…*

Jean-Claude Maes,
- *L'Infidélité*
- *D'amour en esclavage*

Virginie Megglé,
- *Les Séparations douloureuses*
- *Face à l'anorexie*
- *Entre mère et fils*

Bénédicte Nadaud, Karine Zagaroli, *Surmonter ses complexes*

Ron et Pat Potter-Efron, *Que dit votre colère ?*

Patrick-Ange Raoult, *Guérir de ses blessures adolescentes*

Daniel Ravon, *Apprivoiser ses émotions*

Thierry Rousseau, *Communiquer avec un proche Alzheimer*

Alain Samson,

– *La chance tu provoqueras*

– *Développer sa résilience*

Steven Stosny Ph. D., *Les Blessées de l'amour*

**Dans la collection « Les chemins de l'inconscient »,
dirigée par Saverio Tomasella :**

Véronique Berger, *Les Dépendances affectives*

Christine Hardy, Laurence Schifrine, Saverio Tomasella, *Habiter son corps*

Barbara Ann Hubert, Saverio Tomasella, *L'Emprise affective*

Martine Mingant, *Vivre pleinement l'instant*

Gilles Pho, Saverio Tomasella, *Vivre en relation*

Catherine Podguszer, Saverio Tomasella, *Personne n'est parfait !*

Saverio Tomasella,

– *Oser s'aimer*

– *Le Sentiment d'abandon*

– *Les Amours impossibles*

– *Hypersensibles*

– *Renaître après un traumatisme*

– *Les Relations fusionnelles*

**Dans la collection « Communication consciente »,
dirigée par Christophe Carré :**

Christophe Carré,

– *Obtenir sans punir*

– *L'Automanipulation*

– *Manuel de manipulation à l'usage des gentils*

– *Agir pour ne plus subir*

– *Bienveillant avec soi-même*

Fabien Éon, *J'ai décidé de faire confiance*

Florent Fusier, *L'Art de maîtriser sa vie*

Hervé Magnin, *Face aux gens de mauvaise foi*

Emmanuel Portanéry, Nathalie Dedebant, Jean-Louis Muller, Catherine Tournier, *Transformez votre colère en énergie positive !*

Pierre Raynaud, *Arrêter de se faire des films*

Dans la collection « Histoires de divan » :

Karine Danan, *Je ne sais pas dire non*

Laurie Hawkes, *Une danse borderline*

Dans la collection « Les chemins spirituels » :

Alain Héril, *Le Sourire intérieur*

Lorne Ladner, *Pratique du bouddhisme tibétain*

Composé par Sandrine Rénier

www.ingramcontent.com/pod-product-compliance
Lightning Source LLC
Chambersburg PA
CBHW071022280326
41935CB00011B/1453